Katharina Labs

Ansätze zur Belastungsreduktion und Gesunderhaltung medizinischen Personals im Kontext der COVID-19-Pandemie

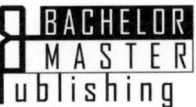

Labs, Katharina: Ansätze zur Belastungsreduktion und Gesunderhaltung medizinischen Personals im Kontext der COVID-19-Pandemie, Hamburg, Bachelor + Master Publishing 2021
Originaltitel der Abschlussarbeit: Ansätze zur Reduzierung psychischer Belastungen des medizinischen Personals im Kontext der COVID-19-Pandemie

Buch-ISBN: 978-3-95993-100-7
PDF-eBook-ISBN: 978-3-95993-600-2
Druck/Herstellung: Bachelor + Master Publishing, Hamburg, 2021
Zugl. Hamburger Fern-Hochschule, Hamburg, Deutschland, Bachelorarbeit, April 2021

Bibliografische Information der Deutschen Nationalbibliothek:
Die Deutsche Nationalbibliothek verzeichnet diese Publikation in der Deutschen Nationalbibliografie; detaillierte bibliografische Daten sind im Internet über http://dnb.d-nb.de abrufbar.

© Bachelor + Master Publishing, Imprint der Bedey & Thoms Media GmbH
Hermannstal 119k, 22119 Hamburg
http://www.bachelor-master-publishing.de, Hamburg 2021
Printed in Germany

Inhalt

Abbildungsverzeichnis

Abkürzungsverzeichnis

Abb.	Abbildung
Aufl.	Auflage
BEM	Betriebliches Eingliederungsmanagement
BGF	Betriebliche Gesundheitsförderung
BGM	Betriebliches Gesundheitsmanagement
bzw.	beziehungsweise
et al.	et alii
etc.	et cetera
evtl.	eventuell
ggf.	gegebenenfalls
Hrsg.	Herausgeber
o.J.	ohne Jahr
o.S.	ohne Seite
o.V.	ohne Verfasser
z.B.	zum Beispiel

Aus Gründen der besseren Lesbarkeit wird bei Personenbezeichnungen im Allgemeinen die männliche Form gewählt. Sämtliche verwendete Sprachformen gelten jedoch gleichermaßen für alle Geschlechter.

1 Einleitung

Das vorliegende Werk beschäftigt sich mit der COVID-19-Pandemie, die seit dem letzten Jahr die gesamte Welt beschäftigt, und den damit einhergehenden neuen Herausforderungen für die Gesellschaft, unter anderem für das Personal im Gesundheitswesen und der damit zusammenhängenden Notwendigkeit neuer Ansätze zur Belastungsreduzierung. Dazu wird im Folgenden zunächst das Thema mit den entsprechenden Zusammenhängen näher erläutert sowie der Prozess der Themenerarbeitung und das methodische Vorgehen dargestellt.

1.1 Vorstellung des Themas und der damit verbundenen Fragestellungen und Zielsetzungen

Da die COVID-19-Pandemie besondere zunehmende Belastungen mit sich bringt und bereits vorhandene Stressoren für das Personal im Gesundheitswesen weiter verstärkt, werden neue Bewältigungsansätze nötig, um diese Anforderungen dauerhaft bewältigen zu können. Wie Kramer et al. in ihrer Studie feststellen, fühlen sich Mitarbeiter des Gesundheitswesens, die unmittelbar an der Versorgung von COVID-19-Patienten beteiligt sind, subjektiv deutlich stärker belastet und gestresster als Mitarbeiter ohne direkten Kontakt zu COVID-19-Patienten. (Kramer et al., 2020) So leiden Mitarbeiter mit direktem Kontakt zu COVID-19-Patienten beispielsweise unter mehr Zeitdruck, der Angst vor der eigenen Ansteckung mit dem neuartigen Virus oder der Zunahme von Überstunden. Ohne rechtzeitige Interventionen zur Gesunderhaltung können sich die eben genannten Leidensfaktoren negativ auf die psychische Gesundheit des medizinischen Personals auswirken. Dies würde zu einer potenziellen Zunahme des Krankenstandes und damit einhergehend zu einem Personalmangel führen, der die Gesundheitsversorgung der Bevölkerung gefährden kann. (Karagiannidis et al., 2020) Um dies zu verhindern, beschäftigt sich dieses Buch mit spezifischen Ansätzen zur Reduzierung der entsprechenden Überanstrengungen der Beschäftigten im Gesundheitswesen und soll die folgende Forschungsfrage untersuchen und klären: Wie lassen sich durch psychische Überlastung verursachte Fehlzeiten des medizinischen Personals in Zeiten der COVID-19-Pandemie reduzieren und somit die medizinische Versorgung der Bevölkerung sicherstellen? Die daraus gewonnenen Erkenntnisse können bei praktischer Anwendung während der aktuellen akuten Pandemie Unterstützung und Entlastung schaffen. Gleichzeitig können die Ergebnisse auf eventuelle zukünftige Pandemien oder andere länger andauernde Krisen übertragen werden.

Um zu den entsprechenden Erkenntnissen zu gelangen, werden zunächst die theoretischen Grundlagen zu psychischen Belastungen erläutert, bevor auf die Zusammenhänge und Wechselwirkungen zwischen dem Stress des medizinischen Personals und der COVID-19-Pandemie eingegangen wird. Insbesondere die aktuellen Stressfaktoren, die sich daraus ergebenden Verhaltensweisen und die Auswirkungen von möglichen Fehlzeiten der Mitarbeiter auf die Gesundheitsversorgung der Bevölkerung in Zeiten der Pandemie stehen dabei im Fokus. Daraus resultieren schlussendlich die einzelnen allgemeinen Ansätze zur Reduzierung der im Anfangsteil beschriebenen Belastungen. Diese Ergebnisse werden zum Abschluss ausführlich diskutiert und auf die Praxis übertragen.

1.2 Ausblick auf den Prozess der Themenerarbeitung und das methodische Vorgehen

Da die COVID-19-Pandemie offiziell am 11. März 2020 zur Pandemie erklärt wurde, ist der Forschungsstand zu konkreten Ansätzen diesbezüglicher psychischer Belastungen des medizinischen Personals noch nicht sehr weit fortgeschritten. Einige erste Studien und wissenschaftliche Artikel zu pandemiespezifischen Stressoren und daraus resultierenden Verhaltensweisen liegen bereits in fundiertem Umfang vor. Konkrete Bewältigungsansätze zur Gesunderhaltung im Kontext der Pandemie gibt es jedoch bisher kaum. Wenn hierzu Ansätze vorliegen, dann nur in unspezifischer und wenig ausführlicher Form bzw. zum Teil nur aus dem Ausland wie etwa aus China oder Italien. Aufgrund großer Unterschiede der Gesundheitssysteme der verschiedenen Länder lassen sich diese ersten Erkenntnisse zum Großteil nicht auf die Pandemiesituation des medizinischen Personals in Deutschland übertragen. Daher soll mit Hilfe intensiver Literaturarbeit der Zusammenhang zwischen pandemiespezifischen Belastungen und möglichen allgemeinen Ansätzen zur Stressreduzierung hergestellt und in die Praxis übertragen werden.

Bei dem vorliegenden Werk handelt es sich aufgrund des Transfers wissenschaftlicher Erkenntnisse auf das praktische Problem der psychischen Belastungen des medizinischen Personals während der COVID-19-Pandemie um eine anwendungsorientierte Arbeit. Dieser methodische Ansatz ist vor allem wegen seiner literaturgestützten Praxisorientierung geeignet, um das genannte Thema zu bearbeiten und durch eine entsprechende Übertragung zu im Arbeitsalltag umsetzbaren Ergebnissen zu gelangen.

Zur Literaturbeschaffung dienen vor allem unterschiedliche Online-Literaturdatenbanken, wissenschaftliche Online-Bibliotheken sowie die örtliche Bibliothek. Zur Bearbeitung des Themas werden verschiedene Fachbücher, Studien, Artikel und andere wissenschaftliche Veröffentlichungen analysiert und in den Bereich der Praxis übertragen. Bei der letztendlichen Auswahl von Literatur wird besonders auf die entsprechende Aktualität, Wissenschaftlichkeit, den Bezug zum Thema und zu den dazugehörigen Problemen geachtet. Durch die kritische Auseinandersetzung mit der einschlägigen Literatur werden allgemein bereits ausführlich untersuchte Ansätze zur Reduzierung psychischer Belastungen auf den aktuellen Kontext der COVID-19-Pandemie übertragen, um so für die akuten Herausforderungen des Personals im Gesundheitswesen Lösungs- und Unterstützungsmöglichkeiten bereitstellen zu können. Wenn dies gelingt, ginge damit bei praktischer Umsetzung die Sicherstellung der Gesundheitsversorgung der Bevölkerung einher, da ein erhöhter Krankenstand der Beschäftigten aufgrund von Überlastung verhindert werden würde.

2 Theoretische Grundlagen und Abgrenzung zentraler Begriffe bezüglich psychischer Belastungen

Um einen Bezug zwischen der aktuellen Pandemiesituation durch die neuartige akute infektiöse Lungenerkrankung COVID-19 und damit zusammenhängenden besonderen Belastungen herstellen zu können, sind zunächst einzelne allgemeine Begriffe im Bereich der psychischen Belastungen und deren entsprechende Auswirkungen zu betrachten. Dies dient als Basis für die anschließenden Ausführungen zu pandemiespezifischen Belastungen sowie Ansätzen und Maßnahmen zur Belastungsreduzierung.

2.1 Definitionen, Ursachen und Symptome

Im Allgemeinen werden unter psychischen Belastungen „die Gesamtheit aller erfassbaren Einflüsse, die von außen auf den Menschen zukommen und psychisch auf ihn einwirken" (DIN EN ISO 10075 – 1, 2018) verstanden. Diese Einflüsse sind zunächst neutral und werden erst durch subjektive Bewertung des Menschen in positiv und negativ unterschieden. Verfügt der Mensch bei negativen Einflüssen nicht über unterstützende Voraussetzungen und adäquate Bewältigungsstrategien und bleiben die psychischen Belastungen langfristig bestehen, entwickeln sich die Belastungen, laut dem beständig etablierten Belastungs-Beanspruchungs-Modell nach Rohmert und Rutenfranz, zu psychischen Beanspruchungen. (Rohmert & Rutenfranz, 1975, o.S.) Psychische Beanspruchungen werden definiert als „die unmittelbare[n] Auswirkung[en] der psychischen Belastung im Individuum in Abhängigkeit von seinen jeweiligen überdauernden und augenblicklichen Voraussetzungen einschließlich der individuellen Bewältigungsstrategien." (DIN EN ISO 10075-1, 2018) Die psychischen Belastungen können dementsprechend kurzfristig, zum Beispiel in Form von Stress oder Erschöpfung, oder langfristig manifestiert mit Folgen für das Wohlbefinden und die Gesundheit zu psychischen Beanspruchungen werden. Verfügt das Individuum dagegen über eine hohe Resilienz und passende Bewältigungsstrategien im Rahmen der persönlichen Ressourcen, können die Belastungen entsprechend abgeschwächt und eventuelle dauerhafte Beanspruchungen verhindert werden. (Joiko, Schmauder & Wolff, 2010, S.10f.) Nachfolgende Grafik fasst die Zusammenhänge bezüglich Ursache und Wirkung zusammen:

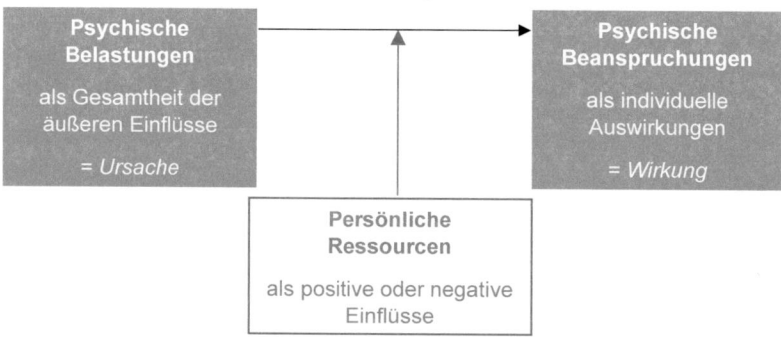

Abb. 1: Zusammenhang zwischen psychischen Belastungen und psychischen Beanspruchungen (eigene Darstellung in Anlehnung an Neuner, 2016, S.10)

In Wechselwirkung zu Einflüssen am Arbeitsplatz resultieren solche psychischen Belastungsfaktoren in Anlehnung an DIN EN ISO 10075-1 vor allem aus den folgenden vier Anforderungsgruppen: den Arbeitsaufgaben, den physikalischen Arbeitsbedingungen (z.B. Beleuchtung, Lärm, Schichtarbeit), dem sozialen Kontext inklusive den Organisationsbedingungen (z.B. Konflikte, Betriebsklima, Handlungsspielraum, Anerkennung) und den allgemeinen gesellschaftlichen Belastungen innerhalb des Betriebes (z.B. wirtschaftliche Lage). (DIN EN ISO 10075-1, 2018) Weitere Ursachen für psychische Belastungen können außerdem im privaten Umfeld - etwa durch Familienkonflikte, Versorgung von pflegebedürftigen Angehörigen, beengten Wohnraum etc. - liegen. Zusätzliche Risikofaktoren für eine schlechtere Bewältigung sind zudem beispielsweise ein gering ausgeprägtes Selbstwertgefühl, ein schlechter Allgemein- und Gesundheitszustand, wenig Motivation und Ehrgeiz sowie ein Mangel an Bewältigungsstrategien. (Scharnhorst, 2019, S.23ff.) In den meisten Fällen führen multifaktorielle Ursachen und die höchst individuelle Bewertung von den genannten Umweltfaktoren zur Weiterentwicklung von psychischen Belastungen zu psychischen Beanspruchungen und somit zu Gefahren für die Gesundheit. (Joiko et al., 2010, S.10)

Als Ressourcen und somit positive Einflüsse zur Bewältigung oder Minderung von Belastungen, stellen bezogen auf den Arbeitsplatz, vor allem soziale Kontakte, die Identifikation mit der Tätigkeit und dem Unternehmen, das Erleben von Effizienz und Produktivität, Anerkennung und Wertschätzung durch andere und eine gerechte Entlohnung wichtige Faktoren dar. (Wittmann, Hampel & Groen, 2019, S. 14) Im persönlichen Bereich liegen Schutzfaktoren vor psychischen Beanspruchungen unter anderem in einem allgemein gesunden Lebensstil (z.B. gesunde Ernährung, sportliche Betätigung, kein Konsum von Suchtmitteln), einem hohen Selbstwertgefühl, Unterstützung durch Bezugspersonen, ein positives Wohnumfeld, Optimismus, Empathie und einer hohen Resilienz. Verfügen Menschen über viele der genannten Ressourcen, können psychische Belastungen reduziert und die Weiterentwicklung zu langfristigen Beanspruchungen potenziell verhindert werden. (McAllister & Lowe, 2019, S.32ff.)

All dies führt außerdem zur Entwicklung bzw. Verinnerlichung adäquater Copingstrategien für auf das Individuum einwirkende psychische Belastungen. Unter Coping werden alle verhaltensbezogenen und kognitiven Anstrengungen verstanden, um mit psychischen Belastungen und damit einhergehenden Stressoren, die Stress und negative Emotionen auslösen, umzugehen und die von ihnen ausgehende Gefahr und den möglichen Schaden zu reduzieren, nachdem der entstandene Reiz vom Individuum zu Beginn als stresshaft eingestuft wurde. Unterschieden wird dabei zwischen dem instrumentellen und dem emotionsbezogenen Coping. Das instrumentelle Coping zielt vorwiegend auf eine Veränderung der jeweiligen Situation (z.B. durch das Sammeln von Informationen), das emotionsbezogene Coping hingegen soll eine Veränderung der Gedanken und Emotionen des Individuums herbeiführen (z.B. für Ablenkung sorgen). (Franzkowiak & Franke, 2018) Je ausgeprägter ein Mensch über diese Bewältigungsstrategien verfügt, desto besser kann er psychische Belastungen abdämpfen und sich somit vor dauerhaften Beanspruchungen mit Folgen für die Gesundheit schützen. (Neuner, 2016, S.9f.) Daher ist es, insbesondere in akuten Belastungsphasen, wie etwa der COVID-19-Pandemie, von besonders hoher Bedeutung, adäquate Copingstrategien zu besitzen. Dementsprechend müssen sich Ansätze zur Reduzierung der psychischen Belastungen des medizinischen Personals während der Pandemie, um die es in dieser Bachelorarbeit gehen soll, unter anderem daran orientieren, das Coping der medizinischen Mitarbeiter zu unterstützen und zu fördern.

Eine weitere wichtige Rolle spielt dabei außerdem die Resilienz des medizinischen Personals. Unter Resilienz wird ein „Prozess der Anpassung an widrige Umstände" (McAllister & Lowe, 2019, S.31) verstanden. Damit einher geht die Widerstandsfähigkeit gegen Stress und die Fähigkeit, schwierige Lebenssituationen erfolgreich zu meistern und an ihnen zu wachsen, ohne Schaden zu nehmen. (McAllister & Lowe, 2019, S. 31ff.) Die Entstehung der Resilienzfähigkeit ist ein dynamischer Entwicklungs- und Anpassungsprozess und tritt auf durch permanente Interaktionen zwischen einem Individuum und seiner Umwelt mit unterschiedlichen positiven oder negativen Einflüssen. Eine Häufung von mehreren negativen Einflussfaktoren wirkt sich dabei besonders gefährdend auf die Entwicklung einer hohen Resilienz aus. (Fröhlich-Gildhoff & Rönnau-Böse, 2019, S. 10ff.) Ebenso wie an Copingstrategien kann das Individuum zu einem großen Teil aktiv die Resilienzfähigkeit beeinflussen, so auch die Mitarbeiter im Gesundheits- und Sozialwesen. Daher sollten die Ansätze zur Belastungsreduzierung dieser Arbeit ebenfalls auf die Förderung der Resilienz abzielen, um das medizinische Personal bei der Bewältigung der aktuellen Schwierigkeiten durch die COVID-19-Krise zu unterstützen und Langzeitfolgen für deren Gesundheit zu verhindern.

Gelingt die Bewältigung von psychischen Belastungen bzw. Beanspruchungen nicht oder nicht ausreichend, sind Stress, psychosomatische Krankheiten, Burnout oder andere psychische Krankheiten (z.B. generalisierte Angststörungen, affektive Störungen, Anpassungsstörungen etc.) die möglichen Folgen. (Heinrichs, Stächele & Domes, 2015, S.10ff.) Symptome psychischer Belastungen können beispielsweise sein: Ermüdung, regelmäßige Kopfschmerzen, erhöhter Blutdruck, Niedergeschlagenheit, Schlafstörungen, Unkonzentriertheit und diverse mehr. (Wittmann et al., 2019, S. 12ff.) Die Häufigkeit der unterschiedlichen durch Stress verursachten Belastungssymptome wird durch nachfolgende Grafik verdeutlicht:

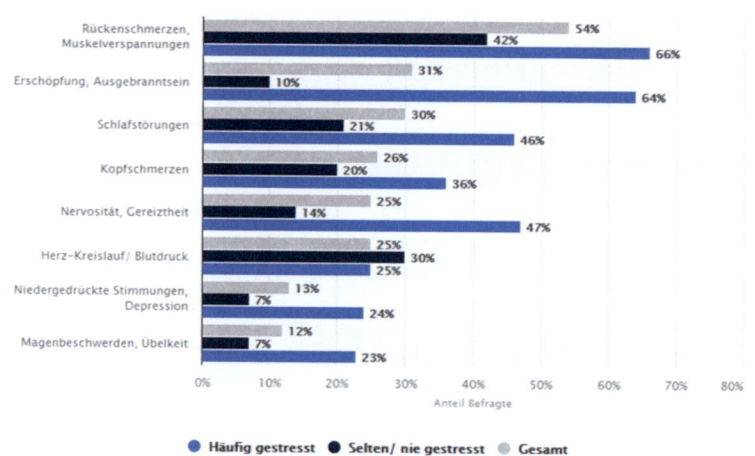

Abb. 2: Häufigkeit ausgewählter Krankheitsbilder in Abhängigkeit des persönlichen Stresslevels in Deutschland im Jahr 2016 (Techniker Krankenkasse, 2016, S.47)

Aus der obigen Darstellung ergibt sich, dass bei häufigem Stress und psychischen Belastungen die Symptome bzw. Krankheiten, die aus Belastungen resultieren, zunehmen. Vor allem Rückenschmerzen und Muskelverspannungen sowie Gefühle der Erschöpfung, des Ausgebranntseins, Nervosität, Gereiztheit und Schlafstörungen treten bei Stress vermehrt auf. (Techniker Krankenkasse, 2016, S.47)

Da diese Erscheinungen außerdem zum Teil massive Auswirkungen auf die Berufsausübungen und den Arbeitsalltag haben können, erst recht, wenn sie zu Krankheiten und somit Fehlzeiten werden, soll im nächsten Abschnitt gesondert darauf eingegangen werden.

2.2 Auswirkungen psychischer Belastungen auf die Berufsausübung des medizinischen Personals

Psychische Belastungen können sich in unterschiedlichster Weise und je nach Person sehr individuell auf das Ausüben der beruflichen Tätigkeit auswirken. Dies kann diverse Arbeitsbereiche betreffen, die im Folgenden näher dargestellt werden. Da die ohnehin vorhandenen psychischen Belastungen mitsamt ihren Folgen durch die COVID-19-Pandemie weiter verstärkt werden, stellt die Kenntnis der Auswirkungen psychischer Belastungen auf die Berufsausübung eine wichtige Voraussetzung bei der Entwicklung und Anpassung der geeigneten Ansätze zur Belastungsreduzierung während der Pandemie dar.

Durch die Symptome, die durch psychische Belastungen ausgelöst werden, wie etwa Konzentrationseinbußen oder ein allgemeines Erschöpfungsgefühl, leidet zumeist vor allem die Qualität der Arbeit sowie die Leistungsfähigkeit der betroffenen Mitarbeiter. Die Folgen sind Ungenauigkeiten bei der Aufgabenerfüllung, eine Häufung von Fehlern, Unaufmerksamkeit oder das Vergessen von Absprachen. (Molnar, 2018, S. 32ff.) Dies kann vor allem bei Berufen im Gesundheits- und Sozialwesen, aufgrund des Dienstleistungscharakters mit den Merkmalen des Uno-Actu-Prinzips und der Erstellung eines Vertrauensguts, schwerwiegende, gesundheitliche Folgen für den Patienten haben. (Schreyögg, 2017, 177ff.)

Hinzukommt, bedingt durch dauerhafte psychische Belastungen, eine herabgesetzte Arbeitsproduktivität mit entsprechend längeren Bearbeitungs- und Wartezeiten für Patienten und daraus resultierender herabgesetzter Patientenzufriedenheit. (Molnar, 2018, S. 20ff.)

Durch die mögliche Erschöpfung, Überforderung und innere Unruhe kann es außerdem zu Fehlverhalten gegenüber Patienten kommen. Vor allem die Geduld, das Einfühlungsvermögen und die Freundlichkeit nehmen häufig ab. Dies führt dementsprechend ebenfalls zu einer Reduzierung der Zufriedenheit der Dienstleistungsnutzer. Außerdem sind negative Auswirkungen auf den Ruf des Unternehmens und die Weiterempfehlungsrate möglich. (Rohwer, Mojtahedzadeh, Harth & Mache, 2020)

Zudem nehmen vielfach Konflikte mit Vorgesetzten und Kollegen zu. Besonders aufgrund entstehender Gereiztheit, Angespanntheit oder Niedergeschlagenheit steigt das Konfliktpotenzial. Aufgrund einer belastungsbedingt steigenden Fehlerzahl und Unzuverlässigkeit einzelner Kollegen kann dies außerdem bei anderen Kollegen für Unmut sorgen und Konflikte weiter verstärken. Im Extremfall kann Mobbing der betroffenen Mitarbeiter die Folge sein. Dadurch entsteht schnell ein unangenehmes

Arbeitsklima, welches einen weiteren Stressor darstellen kann und somit das Ausmaß und die Auswirkungen psychischer Belastungen verstärkt. (Schneider, 2018, S.77ff.)

Eine ergänzende Gefahr andauernder psychischer Belastungen ist außerdem ein verstärkter Rauschmittelmissbrauch der betroffenen Mitarbeiter, um Belastungssymptome zu unterdrücken. Dies ist vor allem im Gesundheitswesen stark verbreitet. Daraus können beispielsweise verstärkt Unzuverlässigkeit, aggressives Verhalten, Konzentrationsstörungen oder Interessenlosigkeit resultieren, mit denselben Auswirkungen wie bereits beschrieben. Hinzukommt eine zusätzliche Gefährdung der eigenen Gesundheit. (Rohwer et al., 2020)

Insgesamt führt eine dauerhafte psychische Beanspruchung mit Überlastung langfristig zu Fehlzeiten aufgrund psychischer oder psychosomatischer Erkrankungen. Zusätzlich zu den direkten gesundheitlichen Auswirkungen für die Betroffenen resultieren aus längeren oder häufigen Fehlzeiten meist eine geringere soziale Eingebundenheit in das Kollegenteam und weniger Anschluss an die Gruppe aufgrund des Verpassens des täglichen Kontakts und des nicht Wahrnehmens von Interaktionsmöglichkeiten. Da soziale Kontakte auf der Arbeit eine wichtige Ressource zur Reduzierung psychischer Belastungen sind, entsteht bei langen Fehlzeiten schnell ein Circulus vitiosus aus weniger sozialen Kontakten, psychischen Belastungen und Beanspruchungen, der Entwicklung von Belastungssymptomen, psychischen oder psychosomatischen Krankheiten und dem Entstehen von arbeitsbezogenen Fehlzeiten. (Schneider, 2018, S. 75ff.) Die nachfolgende Darstellung fasst dies zur Übersicht zusammen:

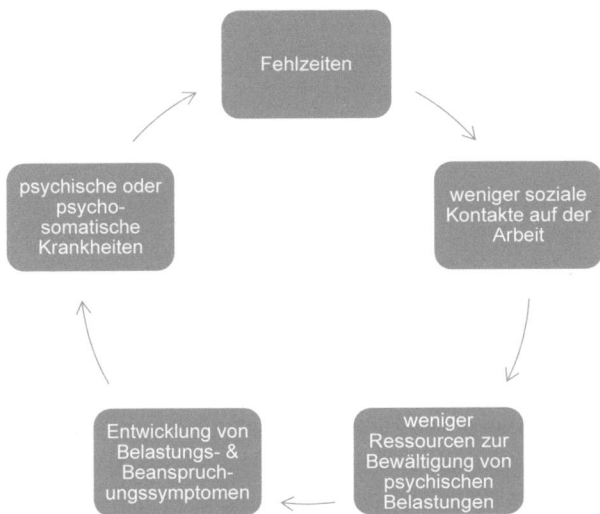

Abb. 3: Circulus vitiosus von Fehlzeiten und sozialen Arbeitskontakten (eigene Darstellung)

Da psychische Erkrankungen, hinter Erkrankungen des Muskel-Skelett-Systems und des Atmungssystems, die dritthäufigste Ursache für Krankschreibungen sind und im Vergleich zu anderen Krankheiten wesentlich länger andauern, gilt es, die Anzeichen von psychischen Belastungen rechtzeitig zu erkennen und entsprechende Gegen-maßnahmen zu ergreifen, um Personalausfälle und dementsprechende wirtschaftliche Folgen für das Unternehmen zu verhindern. (Hildebrandt, Marschall, Nolting & Sydow, 2016, S.19) Im Gesundheits- und Sozialwesen sind die Fehlzeiten sowohl im Allge-meinen als auch speziell aufgrund psychischer Erkrankungen durch Personalmangel und Zeitdruck ohnehin besonders hoch. (Laschet, 2020a) Die COVID-19-Pandemie mit weiter zunehmenden Belastungen für die Beschäftigten im Gesundheitswesen wird sehr wahrscheinlich zu einer weiteren Zunahme der Fehlzeiten führen. Auch aus diesem Grund gewinnen Ansätze zur Belastungsreduzierung zunehmend an Bedeutung, um die Gesundheit der Mitarbeiter zu schützen und die Gesundheitsversorgung der Bevöl-kerung sicherstellen zu können.

3 Zusammenhänge zwischen psychischen Belastungen des medizinischen Personals und der COVID-19-Pandemie

Durch die aktuelle COVID-19-Pandemie entstehen neue Herausforderungen und bereits bestehende Missstände im Gesundheitswesen, die ohnehin zu Belastungen führen, werden weiter verstärkt. Dies betrifft vor allem das medizinische Personal in Krankenhäusern, Arztpraxen, Pflegeheimen und vielen weiteren Gesundheitseinrichtungen. Da besonders das Krankenhauspersonal bei der direkten Patientenversorgung während der Pandemie gefordert und belastet ist, soll im Folgenden der Schwerpunkt auf dieser Personengruppe liegen.

Um am Ende dieses Buches konkrete Ansätze zur Belastungsreduzierung, die spezifisch auf die aktuellen Pandemie-Belastungen übertragen werden, zu erarbeiten, werden im Weiteren zunächst die Zusammenhänge zwischen psychischen Belastungen des medizinischen Personals und der COVID-19-Pandemie dargestellt.

3.1 Aktuelle besondere Belastungen in Zeiten der COVID-19-Pandemie

Die entstehenden Belastungen für das medizinische Personal durch die aktuelle COVID-19-Pandemie lassen sich grob in fünf verschiedenen Kategorien, auf die im Folgenden näher eingegangen wird, zusammenfassen. Diese sind:

1. Persönliche Belastungen
2. Belastungen durch veränderte Arbeitsbedingungen
3. Belastungen durch neue Herausforderungen im Kontakt mit Patienten und deren Behandlung
4. Belastungen durch die Öffentlichkeit
5. Allgemeine Belastungen durch die Unbekanntheit und die Schnelligkeit der Ausbreitung des Virus

Im Bereich der persönlichen Belastungen äußern Krankenhausmitarbeiter als größte Sorge eine eigene Ansteckung mit dem Virus. (Bohlken, Schömig, Lemke, Pumberger & Riedel-Heller, 2020) Außerdem befürchten sie, damit ihre eigenen Angehörigen zu infizieren. (o.V., 2020a) Vor allem um ältere und vorerkrankte Familienmitglieder machen sich die Beschäftigten im Gesundheitswesen Gedanken. (Meyer, 2020) Daher fürchten viele eine längerfristige soziale Isolation, aufgrund von Quarantäne oder Kontaktvermeidung, um vulnerable Familienangehörige und Freunde zu schützen. (Taylor, 2020, S. 28) Damit einher geht die Unfähigkeit, Familienrollen zu erfüllen, was für viele Mitarbeiter im Gesundheitswesen eine weitere Belastung darstellen kann. Zusätzlich kommt es zum Teil zu Stigmatisierung und Meidung durch andere, da diese beim Kontakt mit Gesundheitspersonal ein erhöhtes Risiko vermuten, selbst zu erkranken.

(Rajhans, Deb & Chadda, 2020) Hinzukommt die Angst vor der eigenen potenziellen Sterblichkeit durch das Virus (Bohlken et al., 2020) und die Sorge um aktuell erkrankte Angehörige oder die Trauer um möglicherweise bereits verstorbene Familienmitglieder oder Freunde. (Rajhans et al., 2020) Durch die lockdownbedingte Schließung von Kindergärten und Schulen stellt für viele Mitarbeiter im Gesundheitswesen außerdem die Betreuung ihrer Kinder eine große Herausforderung dar. Das Organisieren alternativer Betreuungsmöglichkeiten kann schnell zur Belastung werden, vor allem bei längerem Anhalten. (Benoy, 2020, S. 25) Wegen der schnellen Zunahme an Patienten in Folge der Pandemie und das damit zusammenhängende hohe Arbeitspensum, steigt die Zahl der Überstunden mit entsprechenden Belastungen kontinuierlich an. (Bühring, 2020) Häufig kommt es zu reduzierten Ruhe- und Pausenzeiten, zum Beispiel mit weniger Zeit für die Nahrungsaufnahme. (Heeser, 2020a) Aufgrund der dadurch resultierenden reduzierten Freizeit leidet die Selbstfürsorge. (Bauer, Eglseer & Hödl, 2020) Nicht nur durch den entstehenden Zeit- und Energiemangel sind die Möglichkeiten zum Arbeitsausgleich eingeschränkt, hinzukommen die begrenzten Optionen durch eingeschränkte Kontakte und die lockdownbedingte Schließung von Freizeiteinrichtungen. (Rheindorf, Blöcker, Himmel & Trost, 2020) Unter anderem aufgrund all dieser Belastungen und zusätzlich fehlender Rückzugsmöglichkeiten kommt es bei dem betroffenen Personal schnell und häufig zu Schlafmangel, allgemeinen Erschöpfungssymptomen und somit zu Überlastungsreaktionen. (Benoy, 2020, S. 25ff.)

In der zweiten Kategorie der aktuellen besonderen Belastungen, den Belastungen durch veränderte Arbeitsbedingungen, werden vor allem die einzuhaltenden Hygienevorschriften und das dazugehörige Nutzen der notwendigen Schutzkleidung vor Infektionen vom medizinischen Personal als Stressor wahrgenommen. Insbesondere das schwierige und zeitaufwendige Anlegen der Schutzkleidung und die lange Tragedauer werden als unangenehm beschrieben. Außerdem sind Anweisungen unter Kollegen, die in der Intensivpflege von hoher Bedeutung sind, durch die Schutzkleidung wesentlich schwieriger zu verstehen. (Ney, 2020) Dadurch ist die tägliche Patientenversorgung mit deutlichem Mehraufwand verbunden. (Benoy, 2020, S.28) Für Mitarbeiter, die normalerweise auf anderen Stationen arbeiten und für die Betreuung von COVID-19-Patienten versetzt wurden, stellen außerdem die zum Teil unbekannten Arbeitsabläufe, neue Kollegen und eine neue Arbeitsumgebung große Herausforderungen dar, die zu Belastungen werden können. Zusätzlich wird deren Arbeit ebenfalls durch Tragen der Schutzkleidung erschwert. Daher ist für sie das Erkennen der Mimik ihrer neuen Kollegen und somit die Einarbeitung beeinträchtigt. (Ney, 2020) Die Schutzkleidung schränkt zudem die Kommunikation mit Patienten deutlich ein und ist dadurch mit Mehranstrengung verbunden. (Rajhans et al., 2020) Vor allem zu Beginn der Pandemie stellten außerdem Engpässe in der Materialversorgung eine Belastung für viele Mitarbeiter im Gesundheitswesen dar. (Heeser, 2020a)

Die dritte Kategorie, Belastungen durch neue Herausforderungen im Kontakt mit Patienten und deren Behandlung, wird dominiert durch die durch COVID-19 ausgelösten Emotionen, sowohl bei Patienten als auch Mitarbeitern des Gesundheitswesens. Das Krankenhauspersonal berichtet zunehmend über daraus resultierende Belastungen, weil sie mehr und mehr die seelische Betreuung der Erkrankten und deren Angehörigen übernehmen müssen, da sie die einzigen Direktkontakte sind. Infolge der Tatsache, dass dies jedoch ohne entsprechende Fortbildung und während des ohnehin vorhandenen Zeitmangels geschieht, entwickeln sich daraus schnell Stressoren. (Benoy, 2020, S.28) Durch den permanenten Umgang mit verzweifelten oder teilweise uneinsichtigen Patienten können außerdem vermehrt Konflikte entstehen. (Rajhans et al., 2020) Aufgrund häufiger Todesfälle entwickeln sich bei den Mitarbeitern schnell Frustration und das Gefühl des Versagens. (Ney, 2020) Dadurch kann bei den Mitarbeitern ein Vertrauensverlust in die eigenen Fähigkeiten, (Beneker, 2020) ein Gefühl des Kontrollverlustes (Benoy, 2020, S.28) und der Schuld entstehen. (Rheindorf et al., 2020) Durch das zunehmende Überbringen negativer Nachrichten an Angehörige (z.B. Verschlechterung des Gesundheitszustandes oder Tod des Patienten) und die Zunahme der Häufigkeit schwieriger Entscheidungen entstehen zusätzliche Belastungen für das Personal. (Meyer, 2020) Im Zuge dessen nimmt bei vielen die Angst vor dem Virus im Allgemeinen (Kirchler, Pitters & Kastlunger, 2020, S.7) und vor weiter steigenden Infektionszahlen und der Zukunft zu. (Benoy, 2020, S.28) Hinzukommt die Sorge vor möglichen Triage-Situationen, (Beneker, 2020) für die sich viele Ärzte und Pflegekräfte nicht ausreichend vorbereitet und rechtlich abgesichert fühlen. (Palsherrn, 2020)

Innerhalb der vierten Kategorie, den Belastungen durch die Öffentlichkeit, empfinden viele Mitarbeiter des Gesundheitswesens eine aus der hohen Erwartungshaltung der Bevölkerung an das medizinische Personal resultierende Belastung. Schnell entwickelt sich auf diese Weise ein gesellschaftlicher Druck für die Beschäftigten. (Benoy, 2020, S.28) Dies wird durch die Berichte in den Medien, die häufig negativ geprägt und dramatisiert sind, weiter verstärkt, sodass der Druck auf die Mitarbeiter weiter steigt. (Rajhans et al., 2020)

Die letzte Kategorie, die allgemeinen Belastungen durch die Unbekanntheit und die Schnelligkeit der Ausbreitung des Virus, wird dominiert durch eine generelle Verunsicherung aufgrund der Neuartigkeit des Virus, vor allem zu Beginn der Pandemie. (Bühring, 2020) Je länger die Pandemie andauert, desto mehr intensiviert sich die Unsicherheit, wie lange der Pandemiezustand noch anhält, und das nicht absehbare Ende wird zur Belastung. (Taylor, 2020, S.28) Durch die Schnelligkeit der Ausbreitung des Virus, weiterhin bestehende Unsicherheiten über den klinischen Verlauf, die Unfähigkeit über eine effektive Behandlung zu verfügen und die Unklarheit über mögliche Langzeitfolgen nach einer Erkrankung mit dem Virus, nehmen diese Belastungen weiter zu. (Rajhans et al., 2020) Aufgrund des schnellen Wandels des Virusgeschehens ändern sich für die Beschäftigten im Gesundheitswesen häufig die Arbeitsanweisungen und Richtlinien. Teilweise erhalten die Mitarbeiter zu wenig verlässliche Informationen zur Behandlung, allgemeinen Abläufen, dem Krisen-management oder zum Infektionsgeschehen. Hinzukommt, dass sich durch die Schnelligkeit des Virusgeschehens Anordnungen und Richtlinien oft und beschleunigt verändern und diese durch das Personal ohne Vorbereitungszeit in die Praxis umgesetzt werden müssen. Dies bedeutet einen weiteren Stressfaktor für die Krankenhaus-beschäftigten. (Rheindorf et al., 2020) Schnell kann es dadurch außerdem zu Fehlin-formationen für die Mitarbeiter kommen. (Taylor, 2020, S.28) Durch fehlende Erfah-rungen mit Pandemien solchen Umfangs und unzureichende Vorbereitung des Ge-sundheitspersonals im Rahmen von spezifischen Fort- oder Weiterbildungen auf vergleichbare Pandemie-Situationen, kann rasch Überforderung entstehen. (Bauer et al., 2020) Insgesamt wird vom medizinischen Personal häufig geäußert, dass das Führungspersonal ihnen zu wenig Unterstützung anbiete. Fehlende Unterstützungs-angebote zur Bewältigung der Pandemiebelastungen verstärken das Gefühl, allein gelassen zu werden und überlastet zu sein. (Rheindorf et al., 2020) Daraus lässt sich erneut die Wichtigkeit von Ansätzen zur Bewältigung von Belastungen, insbesondere in Krisen- und Pandemiezeiten, ableiten.

3.2 Aus der COVID-19-Pandemie resultierende Verhaltensweisen und Reaktionen des medizinischen Personals mit Folgen für die berufliche Tätigkeit

Gelingt die rechtzeitige und adäquate Bewältigung von den beschriebenen pande-miebedingten Belastungen nicht, kann dies gravierende Auswirkungen auf den Arbeits-alltag und die berufliche Tätigkeit des medizinischen Personals haben. Allgemein lassen sich die oben beschriebenen Auswirkungen psychischer Belastungen auf die Berufs-ausübung auf das medizinische Personal, unter anderem im Zusammenhang mit Be-anspruchungen, die aus der COVID-19-Pandemie resultieren, übertragen. Jedoch sind einige Besonderheiten bei den Auswirkungen dieser Stressoren zu bemerken.

Aufgrund der konstitutiven Merkmale von Leistungen im Gesundheitswesen, wie die Erstellung eines Vertrauensgutes, dem Uno-actu-Prinzip, dem Dienstleistungscharakter und den kundenpräsenzbedingten Dienstleistungen, wiegen Auswirkungen von Belas-tungsreaktionen von medizinischem Personal besonders schwer, vor allem für den Patienten. Da im Gesundheitsbereich das Verhalten der Mitarbeiter erheblich, weit über das fachliche Maß hinaus, den Behandlungserfolg beeinflusst, ist es laut Schreyögg besonders wichtig, negative Verhaltensweisen, die aus psychischen Belastungen resultieren, zu verhindern. (Schreyögg, 2017, S.177ff.)

Im Zusammenhang mit der COVID-19-Pandemie lassen sich bestimmte belastungs-bedingte Reaktionen des medizinischen Personals, die die Arbeitsqualität herabsetzen, besonders häufig beobachten. Dazu gehören: Unkonzentriertheit, Unaufmerksamkeit, Ungenauigkeit, Verunsicherung, das Vergessen von Absprachen oder Anweisungen, eine Häufung von Fehlern und Konflikten sowie eine Abnahme der Leistungsfähigkeit, der Geduld und des Empathievermögens. (Taylor, 2020, S.28ff.) Hinzukommt, dass die Zahl an falschen Entscheidungen aufgrund von Druck oder Verunsicherung zunimmt. Außerdem ist ein abgelenkt sein durch die Sorge um erkrankte oder gefährdete Familienmitglieder oder bezüglich der Kinderbetreuung möglich. Zeit-, Schlaf- und Ener-giemangel beeinflussen zusätzlich negativ die Qualität der Arbeit. (Bauer et al., 2020) Eine weitere häufige Reaktion des medizinischen Personals auf die Belastungen der COVID-19-Pandemie ist ein Rückzug, sowohl im beruflichen als auch im privaten Bereich. Infolgedessen sind die Mitarbeiter nicht mehr in der Lage, das zu leisten, was sie eigentlich könnten. (Ney, 2020) Durch die Gesamtheit der pandemiebedingten Belastungen und insbesondere durch die deutliche Zunahme an Überstunden durch die COVID-19-Pandemie kommt es zu negativen Auswirkungen und Gefahren für die Patientensicherheit. (Glöser, 2020) Aufgrund dessen ist außerdem eine weitere Zunah-me der Fehlzeiten und der Fluktuation, vor allem durch eine eigene Ansteckung mit dem Virus oder anfallende Quarantäne durch den Kontakt mit einer infizierten Person oder durch kurzfristige psychische Überlastungsreaktionen des medizinischen Personals bis hin zu länger andauernden psychischen Erkrankungen, zu erwarten. (Karagiannidis et al., 2020)

3.3 Auswirkungen von möglichen Fehlzeiten des Personals auf die Gesundheitsversorgung der Bevölkerung

Wegen der pandemie- und stressbedingt steigenden Fehlzeiten des medizinischen Personals, zusätzlich zu dem ohnehin bestehenden Personalmangel, wird bei zuneh-menden Infektionszahlen mit hoher Wahrscheinlichkeit die Gesundheitsversorgung der Bevölkerung nur noch mit weiteren Qualitätseinbußen bei der Betreuung möglich sein. Eine Zunahme der Fehlzeiten des medizinischen Personals kann bei weiterer Zu-spitzung dazu führen, dass die Kapazitäten des Gesundheitssystems zur Versorgung der an COVID-19 erkrankten Patienten nicht ausreichen. (Taylor, 2020, S. 31) Dabei könnte das Personal zum limitierenden Faktor bei der Betreibung und Auslastung der vorhandenen Krankenhaus- und insbesondere der Intensivbetten werden, da weniger verfügbares Personal als Betten vorhanden ist. (Heeser, 2020b) Sollte sich die Lage weiter zuspitzen und zunehmend medizinisches Personal aufgrund einer Infektion mit COVID-19 oder durch psychische Überlastungsreaktionen fehlen, ist es denkbar, dass das Gesundheitssystem zusammenbricht und das Pflegepersonal nicht mehr ausreichend in der Lage ist, sich um die erkrankten Menschen zu kümmern. Dies könnte dazu führen, dass Kranke von überfüllten und unterbesetzten Krankenhäusern abgewiesen werden, sodass eine Notwendigkeit von häuslicher Pflege entsteht. Für viele Angehörige von Erkrankten stellt eine häusliche Betreuung jedoch eine große organisatorische und finanzielle Belastung dar. (Taylor, 2020, S. 31)

Außerdem ist eine Verschlechterung des Betreuungsschlüssels zu erwarten. Bei der Behandlung von Patienten mit schweren COVID-19-Verläufen wäre eine 1:1 Betreuung ideal, um eine optimale Pflegequalität zu erreichen. In Anbetracht der angespannten Personalverfügbarkeit und dem damit verbundenen Zeitmangel ist dies jedoch nicht möglich, sodass entsprechende Qualitätseinbußen unvermeidbar sind. (Heeser, 2020b)

4 Ansätze und Maßnahmen zur Reduzierung psychischer Belastungen

Aufgrund der bisher nur unspezifisch vorhandenen Maßnahmen zur Reduzierung psychischer Belastungen im Zusammenhang mit der COVID-19-Pandemie gewinnen an die Pandemiebelastungen angepasste Ansätze zur Gesundheitsförderung des medizinischen Personals zunehmend an Bedeutung, um das medizinische Personal gesund zu halten, Fehlzeiten zu verhindern und dadurch das Gesundheitssystem für die medizinische Versorgung der Bevölkerung aufrecht zu erhalten. Daher werden im folgenden Kapitel bestehende allgemeine Ansätze zur Reduktion psychischer Belastungen vorgestellt, welche am Ende dieser Arbeit in den Kontext der Pandemiesituation eingeordnet werden. Diese allgemeinen Ansätze und Maßnahmen lassen sich dabei in die Bereiche Verhalten der Führungskräfte, Maßnahmen im Rahmen des betrieblichen Gesundheitsmanagements, psychosoziale Versorgung und Entspannungsmaßnahmen sowie individuelle Maßnahmen des Personals kategorisieren. Bei der Darstellung der Ansätze wird außerdem ein erster Zusammenhang zum Gesundheitswesen im Allgemeinen hergestellt.

Angesichts der politischen Rahmenbedingungen, im Krankenhaussektor vor allem durch den Sparkurs, den Personalmangel und den damit verbundenen Zeitdruck geprägt, wird die Umsetzung von gesundheitsfördernden Maßnahmen innerhalb von Gesundheitseinrichtungen stark erschwert. Daher bedarf es zur Verwirklichung der Ansätze unter anderem Unterstützung durch die Politik, Engagement von Führungskräften und des Managements wie auch entsprechender Motivation durch die Beschäftigten selbst. Außerdem ist eine Etablierung der Ansätze ein langer Prozess, der bereits rechtzeitig und präventiv erfolgen muss, um bei akuten Belastungen effektiv wirken zu können. (Gündel et al., 2020)

4.1 Verhalten der Führungskräfte

Viele Mitarbeiter des Gesundheitswesens geben allgemein an, dass sie sich bei arbeitsbedingten Belastungen von ihren direkten Vorgesetzten nicht ausreichend unterstützt fühlen und sich daraus zum Teil sogar eine zusätzliche Belastung ergibt. (Bothe, 2020, S.12ff.) Daraus resultieren direkte, negative Auswirkungen auf den Krankenstand der Mitarbeiter. (Scharnhorst, 2019, S. 180) Wiederum stellt das Führungsverhalten einen wesentlichen Bestandteil zur Schaffung eines positiven Arbeitsklimas und einen Einfluss auf die Gesunderhaltung der Mitarbeiter dar. (Bothe, 2020, S.12ff.) Bereiche der Führung, die besonders wichtig zur Unterstützung von Mitarbeitern mit psychischen Belastungen sind, sind Folgende:

Führungsstil

Der in einem Unternehmen oder einer Abteilung des Gesundheitswesens vorherr-schende Führungsstil kann einen großen Einfluss auf die psychische Gesundheit der Mitarbeiter haben. Welcher Führungsstil zu welchem Mitarbeiter, zu welchem Team und zu welcher Situation passt, ist höchst individuell. In Zeiten hoher Arbeitsbelastungen kann es sinnvoll sein, dass Vorgesetzte ihren Führungsstil entsprechend an die Situation anpassen. (Lummer, 2018, S. 52ff.) Ausgehend von der Unterteilung der Führungsstile in autoritären und kooperativen Führungsstil mit unterschiedlich hohem Entschei-dungsspielraum des Vorgesetzten bzw. der Mitarbeiter, lassen sich verschiedene Führungsstile identifizieren, die zur Führung psychisch belasteter Mitarbeiter geeignet sind. Die folgende Abbildung verdeutlicht zunächst die jeweiligen Entscheidungs-spielräume der beiden genannten Führungsstile:

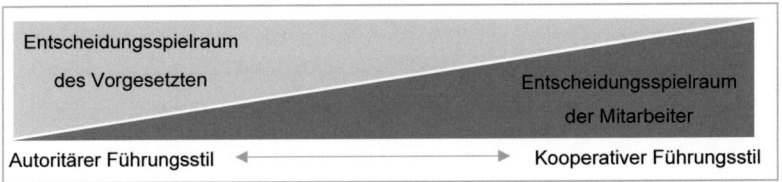

Abb. 4: Entscheidungsspielräume der Führungsstile (eigene Darstellung, in Anlehnung an Thommen, Achleitner, Gilbert, Hachmeister & Kaiser, 2020, S. 575)

Zwischen den Endpunkten der beiden dargestellten Führungsstile lassen sich unter anderem der autoritative und der partizipative Führungsstil verorten. Allgemein führt der häufig eingesetzte partizipative Führungsstil aufgrund der Einbeziehung der Mitarbeiter in die Problemlösung zu einer hohen Arbeitszufriedenheit. (Thommen et al., 2020, S. 575ff.) Bei psychisch stark belasteten Mitarbeitern kann sich dieser Ansatz jedoch negativ auf die allgemeine Schnelligkeit von Entscheidungen und das Durchsetzungs-vermögen der Führungskraft im Ernstfall auswirken. Gleiches gilt für den kooperativen Führungsstil. Um generelle Krisen, in denen die Mitarbeiter stark belastet sind, erfolg-reich zu bewältigen, ist zum Teil schnelles Handeln und Entscheiden der Führungskräfte erforderlich. Daher kann eine für die Zeit einer Krise andauernde Zunahme des Ent-scheidungsspielraums des Vorgesetzten hilfreich sein, um effektiv handeln zu können. Dies dient vor allem der Schnelligkeit und Vereinfachung von Entscheidungen, der Vermeidung von Überforderung der Mitarbeiter und zugleich einer einheitlichen Vorge-hensweise. (Pastoors, 2019, S.10ff.) Dafür eignet sich nach Rixgens unter anderem der autoritative Führungsstil als Abschwächung des autoritären Führungsstils. Durch das dadurch im Idealfall entstehende aufeinander abgestimmte Handeln fühlen sich die Mitarbeiter gestärkt und unterstützt, sodass diese zu Höchstleistungen während einer Krise ermutigt werden können. (Rixgens, 2018, S. 240) Wichtig ist dabei jedoch eine

Mischung mit anderen Führungsstilen, um die Partizipation der Mitarbeiter dennoch aufrechterhalten zu können. Dazu eignen sich, je nach Mitarbeitern, Teamzusammensetzung und Situation beispielsweise der partizipative oder der integrative Führungsstil, aufgrund der relativ hohen Entscheidungsspielräume und Mitspracherechte der Mitarbeiter. Dadurch können die Mitarbeiter während einer Krise ihre Bedürfnisse und Sorgen entsprechend individuell anbringen und gemeinsam Lösungen entwickeln. (Vincent-Höper, Stein, Gregersen & Nienhaus, 2019, S. 233ff.) Zusätzlich erweisen sich Bestandteile einer transformationalen Führung als besonders gesundheitsförderlich für die Mitarbeiter und sinnvoll, um auch während einer Krisensituation als Führungskraft als Vorbild zu fungieren, Mitarbeiter intrinsisch zu motivieren und gemeinsame Ziele zu kommunizieren und zu verfolgen. (Pastoors, 2019, S.8) Innerhalb der transformationalen Führung ist laut Pastoors die werteorientierte Führung von wesentlicher Bedeutung, da aktiv von Führungskräften vorgelebte Unternehmenswerte die Motivation der Mitarbeiter fördern und zu einer erfolgreichen und vertrauensvollen Arbeitsatmosphäre beitragen, in der die Unternehmensziele gemeinsam verfolgt werden. Besonders in einer Zeit psychischer Belastungen kann dies den Mitarbeitern Sicherheit und Struktur vermitteln. (Pastoors, 2018a, S.149) Generell sollte der Führungsstil situativ gestaltet werden, um sich flexibel an sich schnell ändernde Bedingungen bei der Patientenversorgung anpassen zu können und dabei den jeweiligen Reifegrad des Mitarbeiters zu berücksichtigen. (Seifried-Dübon et al., 2019, S. 261) Fühlen sich die Mitarbeiter durch die Führungskraft und ihren Führungsstil unterstützt, können die mit Krisensituationen einhergehenden psychischen Belastungen abgedämpft werden. (Scharnhorst, 2019, S.179ff.)

Kommunikation

Wichtig bei der Anwendung der jeweiligen Führungsstile ist zudem die Kommunikation. Bei der Bewältigung psychischer Belastungen stellt die Kommunikation der Führungskraft einen wesentlichen Baustein zur Vermittlung von Sicherheit, dem Aufbau von Vertrauen und der Stärkung des Selbstwertgefühls der Mitarbeiter dar. (Scharnhorst, 2019, S.179ff.) Um die Mitarbeiter nicht zusätzlich zu bestehenden Stressoren und Herausforderungen zu verunsichern und Akzeptanz zu fördern, sind vor allem Offenheit und Transparenz in den Äußerungen der Führungskräfte von hoher Bedeutung. Respektvolle Kommunikation und soziale Unterstützung tragen nach Bernatzeder zu einer Reduzierung gesundheitlicher Beschwerden bei, erhöhen maßgeblich die Zufriedenheit der Mitarbeiter und sind als ausgleichender Faktor bei Überlastung anzusehen. (Bernatzeder, 2018, S.65) Eine ruhige und dennoch bestimmte Ansprache der Führungskraft an die einzelnen Mitarbeiter vermittelt zudem Klarheit und Sicherheit. (Scharnhorst, 2019, S.104) Besonders wichtig in Krisenzeiten mit hoher psychischer Belastung sind regelmäßige und eindeutige Informationen an die Mitarbeiter. (Achenbach, 2020, S.51ff.)

Laut Aigner sollte während außerordentlicher Belastungssituationen ein weiterer Schwerpunkt auf der Förderung des Austauschs unter Kollegen und insbesondere von offenen Gesprächen über aktuelle spezielle Herausforderungen und Belastungen liegen. Dies kann sowohl die Motivation, das Zusammengehörigkeits- und Unterstützungsgefühl als auch die Achtsamkeit und das Bewusstsein für die eigene Gesundheit fördern. (Aigner, 2020) Zusätzlich sollte die Führungskraft die Rahmenbedingungen für eine angstfreie und offene Kommunikation schaffen, um Vertrauen und ein Wir-Gefühl zu ermöglichen. Vor allem bei Ängsten und Sorgen kann dies eine wichtige Basis für das Nutzen von kollegialer Unterstützung und den allgemeinen Austausch darstellen. (Gündel et al., 2020)

Wertschätzung

Mit einer offenen, auf Vertrauen basierenden und respektvollen Kommunikation sollte eine wertschätzende Haltung innerhalb eines Unternehmens einhergehen. Diese wird besonders durch die Führungskräfte geprägt und kann in Krisenzeiten maßgeblich zu einer Reduktion der Belastungsempfindung der Mitarbeiter beitragen. (Westerfellhaus, 2016, S.150ff.) Vor allem regelmäßiges, faires Feedback und ein konsequentes Informieren durch die Führungskräfte werden von vielen Mitarbeitern als Form der Wertschätzung angesehen. (Regnet, 2014a, S.37) Zudem verbessern Lob und Anerkennung bei guter Leistung und Partizipation der Mitarbeiter bei wichtigen Entscheidungen das Gefühl der Wertschätzung bei den Beschäftigten. (Regnet, 2014b, S.213) Durch die Werte, die von der Führungskraft bei ihrer Kommunikation und ihrem Handeln ausgestrahlt und vermittelt werden, und die damit einhergehende Wertschätzung, beeinflusst dieser Prozess durch seine Vorbildfunktion aktiv die Werte und Haltungen der Mitarbeiter. Dies können sich Führungskräfte zu Nutze machen, um Personal zu motivieren und die Akzeptanz von Maßnahmen und Entscheidungen sowie die Unterstützungsbereitschaft zu verbessern. (Massini, 2019, S.30ff.)

Mit einer wertschätzenden Haltung im Unternehmen können außerdem Personalgespräche bedürfnisorientierter gestaltet werden. Zudem entsteht dadurch eine positive Fehlerkultur. (Brand-Hörsting, 2019, S.161ff.) Damit einher geht außerdem die Wichtigkeit der Grundhaltungen des gegenseitigen Respekts (Pastoors, 2018a, S.154f.) und des Vertrauens. (Lienhart, 2020, S.47ff.) Vertrauen kann im Allgemeinen vor allem durch Glaubwürdigkeit, Zuverlässigkeit und Verbundenheit aller Teammitglieder entstehen. (Massini, 2019, S.35) Bei besonderen Belastungssituationen stellt außerdem die Fähigkeit zur Empathie seitens der Vorgesetzten eine wichtige Ressource dar. (Rabenbauer, 2017, S.52ff.) In großen Krisen verstärkt sich die Wichtigkeit dieser Grundhaltungen und -werte zunehmend. Sind diese nicht gegeben, können sie eine zusätzliche Belastung für das Personal darstellen und die Leistungsfähigkeit reduzieren. (Michalsen & Hillert, 2018, S.187)

Unternehmenskultur

Die Unternehmenskultur trägt erheblich zu einer positiven oder negativen Arbeitsatmosphäre bei. Sie wird stark von den Führungskräften und den Unternehmenszielen geprägt. Dementsprechend können Führungskräfte eine positive Unternehmenskultur mit dazugehörigen begünstigenden Auswirkungen auf das Wohlbefinden und die Leistungsbereitschaft der Mitarbeiter aktiv beeinflussen. Dies gelingt unter anderem durch ihre Vorbildfunktion bei der Verkörperung der gelebten Werte im Unternehmen, an denen sich die Mitarbeiter orientieren. (Härter, 2017, S.68ff.) Innerhalb besonders herausfordernder Situationen ist es daher wichtig, dass die Führungskräfte Optimismus und Gerechtigkeit ausstrahlen bzw. entsprechend handeln, um die stark belasteten Mitarbeiter mit dem Verinnerlichen dieser Werte zu beeinflussen und dadurch eine allgemein positiv geprägte Unternehmenskultur zu schaffen und dem Personal adäquate Copingstrategien vorzuleben. Dies kann maßgeblich zu einer Reduzierung psychischer Belastungen beitragen und eine mögliche Überforderung verhindern. Ebenso stellt der Aufbau einer dazugehörigen angemessenen und positiv geprägten Fehlerkultur eine weitere wichtige Unterstützung bei psychischen Belastungen dar. Ein dabei entscheidender und hilfreicher Grundsatz für die Führungskräfte und das Unternehmen kann lauten: „Wir nutzen jeden Fehler und lernen gemeinsam daraus!" (Lüngen & Schneider, 2018, S.258) Dementsprechend sollten Fehler als Möglichkeit zur Weiterentwicklung und Optimierung genutzt werden. Zusätzlich kann sich eine fehlerfreundliche Kultur, vor allem in Krisen, flexibler und stabiler an dadurch entstehende neue Bedingungen anpassen. Damit einher geht außerdem die Wichtigkeit der Unterstützung eines kontinuierlichen Lernprozesses der Mitarbeiter durch die Führungskräfte hin zu einer lernenden Organisation. (Lüngen & Schneider, 2018, S. 258ff.) Wichtig für die Unternehmenskultur, insbesondere in Krisenzeiten, ist außerdem ein angemessenes und professionelles Konfliktmanagement, um eine Eskalation und die damit verbundenen negativen Auswirkungen auf die Arbeitsatmosphäre von bereits bestehenden oder durch besondere Stressoren ausgelöste Konflikte zu verhindern. (Häfner, Pinneker & Hartmann-Pinneker, 2019, S.217ff.) Laut Schneider empfiehlt es sich außerdem, eine Präventionskultur im Unternehmen zu schaffen. Dadurch steht die Gesunderhaltung der Mitarbeiter zunehmend bei betrieblichen Entscheidungen im Fokus und wird bei der Verfolgung der Unternehmensziele berücksichtigt. Eine fest im Unternehmen verankerte Präventionskultur mit entsprechenden dauerhaften gesundheitsförderlichen Maßnahmen könnte sich bei möglichen Krisen positiv auf die Stressbewältigung und Mitarbeitergesundheit auswirken sowie die Resilienz- und Copingfähigkeiten von Mitarbeitern bereits im Voraus stärken, um zukünftige Belastungen besser aushalten zu können. (Schneider, 2018, S.155)

Rahmenbedingungen

Um die bisher genannten Punkte des Verhaltens der Führungskräfte optimal umsetzen zu können, bedarf es einiger allgemeiner Rahmenbedingungen, die bei gelungener Gestaltung positive Auswirkungen auf die Gesundheit der Mitarbeiter haben. Die Schaffung bzw. Aufrechterhaltung dieser Rahmenbedingungen stellt eine wichtige Aufgabe für die Führungskräfte dar. Die Effektivität fördernden Rahmenbedingungen werden unter anderem durch die Arbeitsorganisation im Allgemeinen geprägt. Dabei sind sowohl klare Zuständigkeiten und Arbeitsabläufe, eine gerechte Aufgabenverteilung und Dienstplanerstellung als auch eindeutige Ziele besonders wichtig für die Orientierung und Struktur zur Unterstützung in Stresssituationen. Des Weiteren sollten die Führungskräfte die Bedingungen für eine angstfreie und offene Kommunikation schaffen. Dies wird durch die Vorbildfunktion und das eigene Verhalten der Führungsperson beeinflusst. (Sohn & Au, 2017, S. 136ff.) Außerdem stellt eine gute Teamchemie eine wichtige Grundlage dafür dar. Diese kann die Führungskraft schon bei der Personalauswahl berücksichtigen. Zusätzlich können regelmäßig stattfindende Teamsitzungen, Workshops oder sonstige Zusammentreffen den Zusammenhalt stärken und den Austausch unter den Kollegen fördern. Das kann maßgeblich zur Belastungsreduktion beitragen. (Bernatzeder, 2018, S.97ff.) Glöser fordert außerdem eine konsequente Kontrolle der Einhaltung der Arbeitszeiten von Krankenhausbeschäftigten zur Vermeidung von übermäßig vielen Überstunden, sowohl durch die Führungskräfte als auch die zuständigen Behörden. (Glöser, 2020)

Von vielen Krankenhausmitarbeitern werden außerdem verschiedene politisch geprägte Rahmenbedingungen, wie zum Beispiel der Fachkräfte- und Nachwuchsmangel und die schlechte Bezahlung, kritisiert und als Belastung empfunden. (Karagiannidis et al., 2020) Da die direkten Vorgesetzten des Personals im Krankenhaus darauf jedoch nur wenig bis keinen Einfluss haben und diese Problematik sehr umfangreich ist, soll dies an dieser Stelle nicht weiter thematisiert werden.

Vermittlung und Angebot von Unterstützungsmaßnahmen durch die Führungskraft

Eine weitere wichtige Aufgabe für die Führung in Phasen besonderer Belastungen ist die Anregung und Organisation unterschiedlicher Unterstützungsmaßnahmen. Auf diese wird im weiteren Verlauf dieser Arbeit noch gesondert eingegangen. Hinzukommt jedoch die Wichtigkeit des Zuspruchs und der Bestärkung der Mitarbeiter durch die Führungskräfte bei der Wahrnehmung von angebotenen psychologischen und/ oder stressreduzierenden Maßnahmen. Sobald die Mitarbeiter durch ihre Vorgesetzten unterstützt werden, entsprechende Angebote zur Belastungsreduzierung wahrzunehmen, steigt laut Achenbach die Akzeptanz und die Häufigkeit der Nutzung meist maßgeblich. Eine regelmäßige Teilnahme der Führungskräfte selbst an Maßnahmen zur Belastungsreduktion kann durch die Vorbildfunktion diesbezüglich zusätzlich begünstigend wirken. (Achenbach, 2020, S. 109) In Krisen ist es für Führungskräfte außerdem hilfreich, regelmäßige Fallbesprechungen sowie spezifische Fortbildungsangebote zu aktuell herausfordernden Themen für das gesamte Team zu organisieren. Teilweise erscheint dabei die Unterstützung von speziell geschultem externem Personal, wie zum Beispiel Psychologen, als wichtig. (Achenbach, 2020, S. 107ff.) Außerdem kann die Führungskraft die Mitarbeiter unterstützen, indem konkrete Entscheidungshilfen bereitgestellt werden, wie etwa durch Leitlinien für Situationen, in denen besondere Unsicherheiten bestehen. (Zergiebel, Burckhardt & Boche, 2020)

Führungsperson selbst

Mit der Führungsperson selbst gehen verschiedene Persönlichkeitsmerkmale einher, die sich positiv auf die Mitarbeiter und deren Wohlbefinden und die empfundene Sicherheit auswirken können. Zusätzlich zur fachlichen Kompetenz sind daher Soft Skills, wie zum Beispiel eine ausgeprägte Gewissenhaftigkeit und Ausgeglichenheit, Integrität, eine stabile Persönlichkeit, Empathiefähigkeit und eine allgemeine soziale Kompetenz der Führungskraft von hoher Bedeutung, um zur psychischen Gesunderhaltung der Mitarbeiter beizutragen. (Rixgens, 2018, S.240) Zudem kann die Führungskraft die Motivation und Zufriedenheit der Mitarbeiter über die Aufgabengestaltung beeinflussen. Vor allem in unübersichtlichen Stresssituationen haben Faktoren der Aufgabengestaltung, wie Ganzheitlichkeit, Angemessenheit, die Möglichkeit von Handlungsspielräumen und Autonomie, Klarheit und Sinnhaftigkeit eine besonders hohe Bedeutung. (Scharnhorst, 2019, S.153ff.)

Aufgrund der starken Belastungen im Gesundheitswesen, auch für die Führungskräfte, darf deren Gesunderhaltung nicht in den Hintergrund rücken. (Häfner et al., 2019, S.237ff.) Dementsprechend sollten auch sie an Maßnahmen zur Belastungs- und Stressreduzierung innerhalb des Unternehmens, auf die im folgenden Teil dieser Arbeit eingegangen wird, teilnehmen. Auch privat sollten sie entsprechende Selbstfürsorge betreiben, einen gesunden Lebensstil anstreben und ein Bewusstsein für die eigene Gesundheit schaffen. (Sohn & Au, 2017, S.68)

Um die zuvor angeführten Fähigkeiten der Führungsperson, die zur Unterstützung des medizinischen Personals beitragen können, zu erlernen und umzusetzen, bedarf es entsprechender Schulungen, um das Führungspersonal dazu zu befähigen und bei der praktischen Umsetzung zu unterstützen. Dies kann längere Zeit in Anspruch nehmen. (Jöllenbeck, 2019, S.183)

4.2 Maßnahmen im Rahmen des betrieblichen Gesundheitsmanagements

Aufbauend auf einer gesundheitsfördernden Unternehmens- und Führungskultur verfolgt das betriebliche Gesundheitsmanagement (BGM) mit seinen unterschiedlichen Bereichen, dem für den Arbeitgeber verpflichtenden Arbeitsschutz und dem betrieblichen Eingliederungsmanagement (BEM) wie auch der freiwilligen betrieblichen Gesundheitsförderung (BGF) vorrangig die Ziele der Krankheitsvermeidung und der damit verbundenen Erhaltung der Leistungsfähigkeit der Beschäftigten für das Unternehmen. (Bundesgesundheitsministerium, 2020) Nachfolgende Grafik fasst die Bestandteile des BGMs zur Übersicht zusammen:

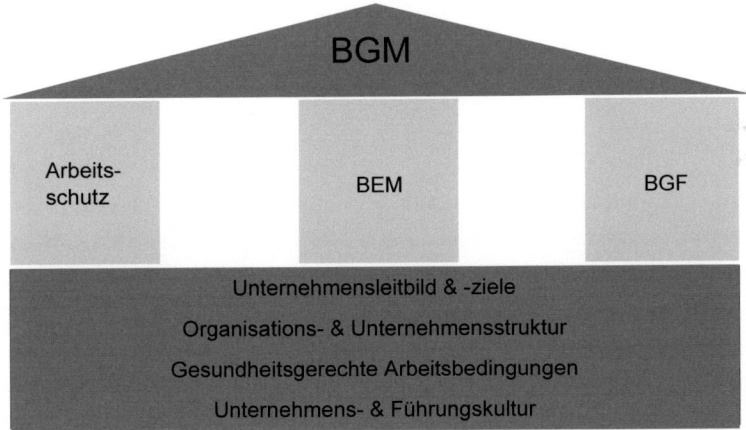

Abb. 5: Säulen des Betrieblichen Gesundheitsmanagements (eigene Darstellung, in Anlehnung an Esslinger, 2019, S.730)

Da der Bestandteil des Arbeitsschutzes seine Schwerpunkte hauptsächlich auf das Abwenden von Sicherheitsgefährdungen und physiologischen Arbeitsunfällen sowie menschengerecht und ergonomisch gestaltete Arbeitsbedingungen legt und psychische Belastungen dabei in den Hintergrund rücken, (Scherbaum, 2019, S.65ff.) soll auf diesen Teil nicht weiter eingegangen werden. Auch das BEM ist als Ansatz zur Reduzierung psychischer Belastungen, aufgrund seiner Fokussierung auf die Wiedereingliederung nach längerer Fehlzeit der Beschäftigten, (Esslinger, 2019, S.731) für die Verfolgung des Präventionsgedanken der Ansätze dieses Werkes nicht geeignet. Die BGF hingegen bietet wegen ihrer Ausrichtung auf Krankheitsprävention, Gesunderhaltung, dauerhaften Einsatz und ihre zahlreichen aktiven Interventionsmöglichkeiten im Bereich der psychischen Belastungen verschiedene Ansätze, die sich zur Reduzierung dauerhafter Stressoren eignen. (Barth, 2018, S.91f.) Auf diese soll im Folgenden anhand der Unterscheidung in verhaltens- und verhältnisbezogene Interventionen eingegangen werden. Voraussetzungen für einen nachhaltigen Erfolg der BGF sind vor allem eine wertschätzende, kompetente und gesundheitsförderliche Führung, kontinuierliche Kommunikation und darüber hinaus Partizipation, Bereitschaft und Motivation aller beteiligten Akteure. (Gschleier & Andergassen, 2019, S.805ff.) Außerdem sollte sich die Mitarbeitergesundheit in den Unternehmenszielen und dem -leitbild wiederfinden, um das Unternehmen entsprechend auszurichten. (Vieweg, 2018, S.201) Maßnahmen der BGF müssen zudem bedarfs- und zielgruppengerecht angepasst und alle Mitarbeiter erreichend sein, um nachhaltig erfolgreich zu sein und die psychischen Belastungen der Mitarbeiter zu reduzieren. (Busch, 2019, S.355ff.) Besondere Bedeutung hat zudem die regelmäßige Evaluation und Erfolgskontrolle der BGF-Maßnahmen, um diese effektiver zu gestalten und entsprechend an die Bedürfnisse der Mitarbeiter und die Ziele der Organisation anpassen zu können, vor allem in Krisenzeiten, in denen sich die Arbeitsbedingungen schnell wandeln. (DAK-Gesundheit, 2018, S.22f.)

Verhaltensbezogene Interventionen

Zusätzlich zu teilweise gesetzlich vorgeschriebenen betrieblichen Angeboten zur Vorsorge, wie zum Beispiel betriebsärztliche Leistungen oder medizinische Vorsorgeleistungen, (Bernatzeder, 2018, S.109) eignen sich im Bereich der verhaltensbezogenen Interventionen, die auf das Gesundheitsverhalten der Mitarbeiter abzielen, typischerweise vor allem unterschiedliche Angebote mit dem Schwerpunkt Sport und Bewegung, um Krankheiten und anderen Belastungsreaktionen des Personals vorzubeugen und Stress auszugleichen. (Widmaier, 2019) Beispielsweise betrieblich organisierte und unterstützte Maßnahmen zur „aktiven Pause" mit der Möglichkeit verschiedene Sportarten auszuprobieren oder längere Sportkurse vor oder nach der Arbeitszeit können bei der Stressbewältigung unterstützen und einen Ausgleich zur Arbeit darstellen. (GKV-Spitzenverband, 2020) Allerdings ist diesbezüglich anzumerken, dass nicht für jeden Mitarbeiter Sport und Bewegung hilfreich und von Interesse sein müssen. Außerdem stellt für einzelne Mitarbeiter möglicherweise das gemeinsame Sporttreiben mit Kollegen und Vorgesetzten eine unangenehme Situation dar, die evtl. sogar eine zusätzliche Belastung hervorrufen könnte. Aigner schlägt daher die Ausweitung klassischer Sportkurse innerhalb des Unternehmens hin zu der Nutzung von Firmenfitness-Anbietern mit der Möglichkeit, unterschiedlichste Fitness- und Wellnessstudios während der Freizeit kostenlos nutzen zu können, vor. (Aigner, 2020) Dies könnte sowohl die Problematik der Interessenunterschiede bei der Favorisierung unterschiedlicher Sportarten der einzelnen Mitarbeiter als auch das Schamgefühl und Unwohlsein mancher Beschäftigter positiv beeinflussen und für eine höhere Akzeptanz und Beteiligung an entsprechenden Maßnahmen sorgen. (Aigner, 2020) Zur Entlastung können außerdem verschiedene Entspannungskurse im Rahmen der BGF hilfreich sein. Vor allem Kurse zu autogenem Training, progressiver Muskelentspannung, Achtsamkeitstraining oder Meditation haben sich zur allgemeinen Stressreduktion bewährt. (Uhle & Treier, 2019, S.177ff.) Zusätzlich sollten regelmäßig Workshops oder Vorträge im Rahmen der psychoedukativen Gesundheitsbildung zu Themen wie beispielsweise Stressbewältigung, Selbstregulation, Burnout- oder Sucht-Prävention in den Arbeitsalltag integriert werden, um das Bewusstsein der Mitarbeiter bezüglich psychischer Belastungen zu stärken. (Bangen & Reinfelder, 2019, S.75) Außerdem können Themen- und Gesundheitstage, beispielsweise zu den Bereichen Ernährung oder gesunder Schlaf angeboten werden. (Sohn & Au, 2017, S.94) Auch Methoden zu Konfliktmanagement oder Kommunikationstechniken, z.B. zum Umgang mit verzweifelten oder aggressiven Patienten, sollten regelmäßig in Seminaren oder Teamsitzungen bearbeitet werden. Dadurch kann das Betriebsklima positiv beeinflusst werden und die Mitarbeiter gewinnen an Sicherheit. (Esslinger, 2019, S.725ff.)

Eine weitere verhaltensbezogene Maßnahme im Rahmen der BGF ist die Förderung der individuellen und der teambezogenen Resilienz. Vor allem die Teamresilienz spielt in der zunehmend dynamischen Arbeitswelt mit sich schnell ändernden Rahmenbedingungen eine wichtige Rolle. Teams, die betriebliche Herausforderungen lösungsorientiert und gemeinschaftlich angehen, sind schneller wieder effektiv und arbeitsfähig, da mentale Ressourcen für die Ausführung der Arbeit verfügbar und nicht in Probleme eingebunden sind. Durch eine hohe Resilienzfähigkeit von Teams können Krisen unter Rückgriff auf gemeinschaftliche Schutzfaktoren und produktive Verhaltensweisen zur Problemlösung gemeistert und als Chance zur Teamweiterentwicklung genutzt werden. Faktoren, die zu einer Förderung der Resilienz von Teams beitragen können, sind unter anderem eine bedürfnisorientierte und strukturierte Führung, ein offener Umgang mit Emotionen im Team, wertschätzende und respektvolle Kommunikation, eine konstruktive Feedback- und Fehlerkultur, gegenseitiges Vertrauen, transparente Zielbildungsprozesse sowie unterstützende soziale Beziehungen und Zusammenhalt. Dies kann psychisch stark herausgeforderte Mitarbeiter maßgeblich entlasten, das Selbstwertgefühl stärken und das Coping verbessern. (Kuhn, 2019, S.98ff.)

Verhältnisbezogene Interventionen

Da die verhältnisbezogenen Interventionen der BGF sowohl auf eine Verbesserung der Arbeits- und Organisationsverhältnisse als auch der physischen und sozialen Umwelt der Mitarbeiter abzielen, stehen besonders Maßnahmen zur Organisationsentwicklung und zur Schaffung gesundheitsförderlicher Strukturen im Vordergrund. (Widmaier, 2019) Diese können beispielsweise Maßnahmen zur Weiterentwicklung der Führungskräfte und Mitarbeiter oder Förderung einer positiven Unternehmenskultur sein. (Schön & Hahnzog, 2016) Dazu eignen sich vor allem Workshops, Teamentwicklungsinstrumente, Zielvereinbarungen oder Fördergespräche mit den Mitarbeitern. (Mentzel, 2018, S.89ff.,

117, 149ff.) Auch Einzel- und Gruppencoachings mit Bezug zur Reduzierung belastender Stressoren können zur Personalentwicklung eingesetzt werden. (Sohn & Au, 2017, S.95) Als Ergebnis dieser Maßnahmen kann die innerbetriebliche Kommunikation und Kooperation verbessert, die Mitarbeitermotivation und -zufriedenheit gesteigert, das Teamzusammengehörigkeitsgefühl gestärkt sowie die Resilienz der Mitarbeiter gefördert werden. (Widmaier, 2019) Zusätzlich können regelmäßige Qualitätszirkel unter Einbeziehung der Mitarbeiter zu einer Verbesserung der Arbeitsbedingungen beitragen, da diese helfen können, Fehlerquellen zu erkennen und zu reduzieren und den Austausch untereinander zu unterstützen. Vor allem durch mögliche Unsicherheiten in potenziellen Krisensituationen gewinnt dies an Bedeutung. (Gündel et al., 2020) Um die Gesunderhaltung der Belegschaft umfassend im Unternehmen zu integrieren, eignen sich zudem innerbetriebliche Gesundheitszirkel. (Bundesanstalt für Arbeitsschutz und Arbeitsmedizin, o.J.) Durch die starke Einbindung der Mitarbeiter und das Zurückgreifen auf deren Erfahrungen aus der täglichen Praxis kann individuell und konkret auf Belastungen eingegangen und spezifische Lösungsansätze zur Gesundheitsförderung entwickelt werden. Außerdem erhöhen die ausgeprägten Partizipationsmöglichkeiten der Mitarbeiter in Gesundheitszirkeln die Arbeitszufriedenheit, das Verantwortungsbewusstsein sowie den Zusammenhalt im Team, was maßgeblich zur Reduzierung psychischer Belastungen beitragen kann. (Gschleier & Andergassen, 2019, S.810ff.) Nachteilig an Gesundheitszirkeln zu nennen ist die lange Zeitdauer, bedingt durch die zu durchlaufenden Projektphasen, bis erste Ergebnisse präsentiert und umgesetzt werden können. (Bär, Starystach, Ernst, Streib & Hönig, 2018, S.6ff.)

Besonders in Krisensituationen gewinnt eine regelmäßige Supervision zusätzlich an Bedeutung. Durch die Supervision und die damit angestoßenen Reflexionsprozesse können vor allem dysfunktionale Organisationsstrukturen erkannt und Belastungen außerhalb der unmittelbaren medizinischen Behandlung, wie etwa die institutionellen Rahmenbedingungen und Arbeitsbeziehungen, positiv beeinflusst werden. (Weigand, 2019, S.89) Durch Einzel- oder Gruppenangebote kann dazu beigetragen werden, Probleme, Fragen oder Konflikte zu bearbeiten und so Entlastung und neue Denk- und Handlungsspielräume bei der Arbeit zu schaffen. Zusätzlich können herausfordernde Patientenfälle gemeinsam gelöst werden. (Weigand, 2019, S.84)

Zudem kann das Unternehmen, insbesondere die Führungskräfte, den Mitarbeitern fachliche Unterstützung anbieten, indem regelmäßige Fort- und Weiterbildungen organisiert werden. Diese sollten thematisch entsprechend an aktuellen oder herausfordernden Themen orientiert sein und so die fachliche Kompetenz und das damit verbundene Gefühl der Handlungssicherheit stärken. Dadurch lassen sich Belastungen reduzieren und das Selbstbewusstsein der Mitarbeiter fördern. (Gollner, Stahl & Schnabel, 2020, S.186ff.)

Um die Mitarbeiter bei einer gesunden und ausgewogenen Ernährung zu unterstützen, können außerdem Vorträge und Workshops diesbezüglich im Unternehmen organisiert werden. Ein Angebot gesunder Mahlzeiten in der betrieblichen Kantine kann die Ernährungsgewohnheiten ebenfalls positiv beeinflussen, da die Mitarbeiter dadurch weniger Zeit aufwenden müssen, um sich in ihrem Arbeitsalltag darüber Gedanken zu machen. (Werner, 2018, S.552ff.)

Wie bereits im vorherigen Kapitel beschrieben, kann die Aufgabengestaltung und -organisation durch die Führungskräfte zusätzlich die Arbeitsbedingungen verbessern und somit zur Verhältnisprävention beitragen. Insbesondere ausreichend verfügbare Informationen, erkennbare Struktur, Vollständigkeit und Angemessenheit der Aufgabengestaltung fördern die Arbeitszufriedenheit der Mitarbeiter und können dem Personal Sicherheit im Umgang mit belastenden Situationen vermitteln. (Gollner et al., 2020, S.44ff.)

Ein weiterer relevanter Bestandteil des BGF im Rahmen der verhältnisbezogenen Interventionen stellt die Gestaltung der Arbeitszeit dar. Zur Gesunderhaltung der Mitarbeiter ist grundsätzlich eine planbare und auf individuelle Wünsche eingehende Dienstplangestaltung sowie die Einhaltung entsprechender Pausen- und Ruhezeiten förderlich. Auch die Beachtung der Work-Life-Balance und die Vermeidung von Überstunden sollten Berücksichtigung finden. (Hoff, 2014, S.728ff.)

Akzeptanz, Nutzung und Schwachstellen der BGF-Maßnahmen

Da die BGF-Maßnahmen häufig nur von wenigen Mitarbeitern in Anspruch genommen werden, kann ein allgemeines Gesundheitscoaching die Akzeptanz der Angebote stärken. Durch zielorientierte Coaching-Gespräche können die Beschäftigten für die Themen Gesundheit und Gesundheitsförderung sensibilisiert werden. Dies kann die Motivation zur Teilnahme steigern und Barrieren können überwunden werden. (Barth, 2018, S.93) Außerdem kann die Ausbildung von Multiplikatoren innerhalb des Kollegiums zu einer Verbesserung der Bekanntheit und Akzeptanz der BGF-Maßnahmen beitragen. Die Mitarbeiter, die als Multiplikatoren eingesetzt werden, können dabei als interne Berater agieren, Kollegen zur Teilnahme motivieren und neue Projekte für die Umsetzung initiieren. Zusätzlich können die Multiplikatoren durch ihre Vermittlungsposition Kritik und Verbesserungsvorschläge der Kollegen aufnehmen und weiterleiten, um so zu einer kontinuierlichen Weiterentwicklung der BGF-Maßnahmen beizutragen. (Peck, Sandrock & Stowasser, 2018, S.793f.)

Kritisch festzuhalten ist jedoch, dass Maßnahmen der BGF häufig unflexibel und wenig individuell einsetzbar sind. Oft sind sie darüber hinaus durch einen belehrenden Charakter geprägt und wenig attraktiv für die Mitarbeiter gestaltet, sodass ein nachhaltiger Erfolg der Maßnahmen eher selten ist. (Aigner, 2020) Aufgrund dessen ist für einen effektiven Einsatz mit entsprechendem Nutzen für die Mitarbeiter und das Unternehmen ein abgestimmtes und ganzheitliches Konzept aller angebotenen BGF-Maßnahmen mit hohem Zeitaufwand von großer Bedeutung. (Sohn & Au, 2017, S.50)

4.3 Psychosoziale Versorgung und Entspannungsmaßnahmen

Zusätzlich zu dem gesundheitsförderlichem Führungsverhalten und den Maßnahmen im Rahmen des BGMs zur Reduzierung von psychischen Belastungen lassen sich im Allgemeinen diverse psychosoziale Ansätze und Entspannungsmaßnahmen identifizieren, die zusätzlich zur Belastungsreduzierung beitragen können. Dadurch können unter anderem Ängste, allgemeine Überlastung, Frustration und Gefühle des Kontrollverlustes oder des Versagens gemindert sowie Sicherheit und Zuversicht vermittelt werden. (o.V., 2020b) Ferner können Entspannungsmaßnahmen unterstützend zur Stressbewältigung und Förderung der Selbstwirksamkeit eingesetzt werden. (Uhle & Treier, 2019, S.177ff.) Anhand der Unterteilung in Ansätze der psychosozialen Versorgung und Entspannungsmaßnahmen soll im Folgenden näher darauf eingegangen werden:

Ansätze der psychosozialen Versorgung

Aufgrund hoher psychischer Belastungen für das medizinische Personal im Krankenhaus kann es für Unternehmen sinnvoll sein, externe Psychologen oder Seelsorger zu engagieren, um eine umfassende psychologische Betreuung der Mitarbeiter zu ermöglichen. Auf diese Weise können nachweislich psychische Belastungen abgedämpft werden. (o.V., 2020b) Gezielte Sprechstunden von Psychologen für unterstützende und strukturierende Gespräche können dazu hilfreich sein. Insbesondere Walk-In Sprechstunden stellen aufgrund der meist akuten Belastungen und plötzlichen Herausforderungen eine passende Möglichkeit zur Unterstützung dar. Damit könnte gleichzeitig ein Zugang zu einer psychosozialen Notfallversorgung geschaffen werden. (Heeser, 2020a) Alternativ sollte der Kontakt zu einem externen Notfallpsychologen für Ausnahmesituationen aufrechterhalten werden. (Braun, U., Gunsch & Theurillat, 2020, S.53) Durch die Beibehaltung eines regelmäßigen Kontakts der Mitarbeiter mit psychologisch geschultem Personal kann außerdem ggf. zeitnah eine Weitervermittlung stark betroffener Mitarbeiter zu einer umfangreicheren Traumatherapie in die Wege geleitet werden. Mittels früher und rechtzeitiger Interventionen können sich chronische Überlastungssyndrome (z.B. Burnout-Syndrom) oder andere in Folge psychischer Überlastung hervorgerufene psychische Krankheiten und somit Fehlzeiten des Personals verhindern lassen. (Braun, U. et al., 2020, S.55)

Wie Vaupel et al. feststellen, hat sich außerdem die Etablierung eines Peer-Support-Systems für Krisen im Gesundheitswesen als nützlich erwiesen. Aufgrund der damit einhergehenden Ausbildung von einzelnen Mitarbeitern zur psychologischen Unterstützung ihrer Kollegen können kollegiale Betreuungsgespräche Sicherheit schaffen. (Vaupel, Adler, Wendeler & Nienhaus, 2019, S. 200ff.) Dies kann insbesondere positive Auswirkungen auf das Zusammengehörigkeitsgefühl, die Reduzierung von Ängsten und die Entwicklung von Handlungs- und Entscheidungshilfen haben. Zusätzlich bilden Kriseninterventionsteams einen weiteren Bestandteil zur Hilfe für belastete Mitarbeiter in Ausnahmesituationen. Das niedrigschwellige Angebot durch die Hilfe von Kriseninterventionsteams für die Mitarbeiter kann identische positive Effekte auf die Belastungsbewältigung haben wie ein Peer-Support-System. (Heeser, 2020c) Um die Beanspruchungen durch das häufige Treffen von ethisch geprägten Entscheidungen zu reduzieren, können sich Ethik-Komitees als Unterstützung erweisen. Die Gründung eines Ethik-Komitees bringt allerdings einen hohen Zeit- und Geldaufwand mit sich. Aus diesem Grund lohnt sich dies vor allem für größere Unternehmen des Gesundheitswesens. (Heeser, 2020c)

Außerdem empfehlen Ahnert et al. bei psychologischen Krisen innerhalb der Arbeitswelt die Einrichtung telefonischer Sprechstunden bei Psychologen und rund um die Uhr besetzte Gesprächshotlines, vor allem für medizinisches Personal. (Ahnert et al., 2019, S. 209ff.) Dadurch kann sofortige professionelle Hilfe garantiert werden. Auch Online-Angebote wie beispielsweise Videokonferenzen können für Mitarbeiter als Kontaktmöglichkeit mit psychologischem Personal dienen. (Eichenberg, 2020, S.69ff.) Ergänzend können Einzel- und Gruppencoachings, psychoedukative Vorträge, Seminare oder andere Beratungsangebote psychische Belastungen reduzieren. (Ney, 2020) Auch psychologische Stressmanagementtrainings und die Vermittlung von Copingstrategien können entlastend wirken. (Michalsen & Hillert, 2018, S.187) In Krisensituationen erweisen sich außerdem Supervisionen, Trainings zur Steigerung der Resilienz, der Selbstwirksamkeit oder der Akzeptanz für Mitarbeiter und Führungskräfte in Krankenhäusern als wichtige Unterstützung. (Kuhn, 2019, S.44ff.) Durch die Stärkung dieser Bereiche durch Psychologen können die aus einer Krise resultierenden psychischen Belastungen maßgeblich reduziert werden.

Nach erlebten traumatischen Situationen und am Ende einer Krise stellt außerdem eine psychologisch begleitete Nachsorge der Mitarbeiter eine wichtige Hilfsmaßnahme dar. So lassen sich dauerhafte Belastungsreaktionen und psychische Krankheiten verhindern. (Braun, U. et al., 2020, S.59)

Entspannungsmaßnahmen

Förderlich können im Rahmen der psychosozialen Betreuung außerdem verschiedene Entspannungsmaßnahmen zur Reduzierung von psychischen Belastungen und zur Psychohygiene zum Einsatz kommen. Wie bereits im vorherigen Kapitel der Maßnahmen des BGMs beschrieben, zählen im Allgemeinen autogenes Training, progressive Muskelentspannung, Meditation und Achtsamkeitstraining zu den bekanntesten und effektivsten Maßnahmen, um psychische Anspannungen zu reduzieren und das Wohlbefinden zu verbessern. Zusätzlich berichten Gradwohl und Gassmann über positive Effekte auf die Selbstkontrolle und die Stressbewältigung durch Imaginationsübungen. (Gradwohl & Gassmann, 2020, S.79) Auch ein ergänzender Einsatz der Methode des Biofeedbacks im Rahmen der Verhaltensmedizin kann unterschiedlichste Stresssymptome reduzieren. (Haus et al., 2020, S.253ff.) In Zeiten besonderer psychischer Belastungen lassen sich diese Entspannungsansätze nutzen, um Belastungen und deren Verhaltensfolgen, wie zum Beispiel Unruhe, Konzentrationsschwierigkeiten oder Erschöpfung auszugleichen. Dafür bedarf es einer ausführlichen Anleitung der Mitarbeiter und regelmäßigen Umsetzung mit ausreichend Zeit. (Küch & Dixhoorn, 2020, S.197ff.)

Schwierigkeiten bei der Etablierung der Ansätze der psychosozialen Versorgung und von Entspannungsmaßnahmen

Aufgrund des großen zeitlichen Umfangs von Maßnahmen der psychosozialen Versorgung bei der Etablierung innerhalb von Unternehmen und der damit einhergehenden finanziellen Belastungen, gestaltet sich dies vor allem für kleinere Unternehmen schwierig. Großangelegte Versorgungsstrukturen für den psychosozialen Bereich eignen und lohnen sich daher vorwiegend für größere Kliniken, um in Relation zu den Kosten einen ausreichenden Nutzen zur Gesundheitsförderung für die Mitarbeiter und den Erhalt der Arbeitskraft der Beschäftigten für das Unternehmen und die Gesundheitsversorgung der Bevölkerung zu erzielen. Für kleinere Einrichtungen des Gesundheitswesens kommen daher häufig nur einzelne Bestandteile und Ansätze zur psychosozialen Versorgung in Frage, mit entsprechend geringerer Effektivität für die Gesunderhaltung des Personals. (Heeser, 2020c)

Sowohl psychosoziale Ansätze als auch Maßnahmen zur Entspannung müssen kontinuierlich durchgeführt werden, um positive Effekte auf psychische Belastungen zu erzielen. Dementsprechend bedarf es ausreichend Zeit, Unterstützung durch das Management sowie Eigeninitiative der Mitarbeiter für eine erfolgreiche Umsetzung. (Küch & Dixhoorn, 2020, S. 197ff.) Müller merkt außerdem an, dass Mitarbeiter des Gesundheitswesens von Maßnahmen wie Resilienztrainings meist nur kurzzeitig profitieren. (Müller, 2020)

Für potenzielle zukünftige Krisensituationen sollte laut Taylor außerdem ein Schwerpunkt auf die Vermittlung von primärpräventiven Maßnahmen im Bereich der psychosozialen Versorgung gelegt werden. Diese könnten beispielsweise eine gemeinsame Erstellung eines Krisenplans, die Sicherung gegenseitiger Unterstützung oder die Steigerung der emotionalen Widerstandsfähigkeit sein. Um die Mitarbeiter des Gesundheitswesens besser auf psychische Belastungen vorzubereiten, sollten entsprechende Maßnahmen bereits in der Ausbildung vermittelt und durch regelmäßige Fortbildungen im Berufsleben wiederholt werden. Diese Vorbereitung kann psychische Belastungen bei späteren Akutereignissen reduzieren. (Taylor, 2020, S.148ff.)

4.4 Individuelle Maßnahmen des Personals

Zusätzlich zum Verhalten der Führungskräfte, den Maßnahmen des betrieblichen Gesundheitsmanagements sowie der psychosozialen Versorgung und Entspannungsmaßnahmen haben die Mitarbeiter von Krankenhäusern selbst einen großen Einfluss auf ihre persönliche Fähigkeit zur Belastungsbewältigung und ihre Gesundheit. (Michalsen & Hillert, 2018, S.186f.) Durch verschiedene Maßnahmen, Grundhaltungen und Verhaltensweisen kann das Coping positiv beeinflusst werden. Auf diese soll anhand der Kategorien Resilienz, Lebensstil, Sozialleben und Arbeitsverhalten im Folgenden eingegangen werden. Das Erlernen bzw. Beachten der folgenden Bereiche kann maßgeblich durch die beschriebenen betrieblichen Coachings, Seminare oder Workshops gefördert und unterstützt werden. (Laschet, 2020b)

Resilienz

Die Fähigkeit der Resilienz kann Individuen bei der Bewältigung von Belastungen unterstützen bzw. deren Folgen abmindern. Da die Resilienzfähigkeit im Laufe des Lebens als langer Prozess erlernt und weiterentwickelt werden kann, bietet sie einen wichtigen Ansatzpunkt zur Verbesserung der Copingfähigkeiten des medizinischen Personals. Dies gilt sowohl im Team als auch für Einzelpersonen. (Soucek, Ziegler, Schlett & Pauls, 2016) Für die individuelle Förderung von Resilienz von einzelnen Mitarbeitern beschreiben McAllister und Lowe verschiedene Strategien, die Pflegekräften dabei im Allgemeinen helfen sollen, Resilienz zu entwickeln. Dazu zählen der Aufbau von positiven Beziehungen zu Kollegen, die Aufrechterhaltung einer positiven Einstellung, das Anstreben eines Zustands der Ausgeglichenheit mithilfe von Spiritualität sowie das Praktizieren von Selbstreflexion, um sich seiner Stärken und Schwächen bewusst zu werden. Vor allem das Wertschätzen der eigenen Stärken kann in akuten Phasen ausgeprägter Belastungen zu einer Steigerung des Selbstwertgefühls und der Sicherheit im Umgang mit Entscheidungen unter Unsicherheit beitragen und so psychische Belastungen reduzieren. (McAllister & Lowe, 2019, S.41f.) Zusätzlich stellen sie weitere allgemeine Ansatzpunkte zur Steigerung der Resilienz dar. Dazu zählen das Feststellen von persönlichen Risiko- und Schutzfaktoren, das Zurückgreifen auf und die Weitergabe eigener positiver Erfahrungen mit wirksamen Bewältigungsstrategien an andere, die Wahrnehmung und Würdigung der Leistungen von Kollegen und die Förderung des eigenen Selbstwertgefühls. (McAllister & Lowe, 2019, S.42) Aufgrund der ohnehin ausgeprägten Herausforderungen im Bereich der Pflege spielen außerdem unterschied-liche Persönlichkeitsmerkmale des Personals für die Bewältigung von Belastungen und die Gesunderhaltung eine wichtige Rolle. Zu Persönlichkeitsmerkmalen, die sich positiv auf die Resilienz auswirken, zählen zum Beispiel Optimismus und positives Denken, kognitive Flexibilität, Verantwortungsbewusstsein, Kompetenz im Umgang mit Ängsten, Offenheit, Selbstbewusstsein, Gelassenheit und ausgeprägter Humor. (Seitz, 2020, S.29ff. und Becker & Pastoors, 2018, S.43ff.) Diese Persönlichkeitsmerkmale lassen sich unter anderem durch eigene Anstrengung oder kognitive Verhaltenstherapie verstärken. (McAllister & Lowe, 2019, S.43) Um aus Krisensituationen gestärkt und mit erfolgreichem posttraumatischem Wachstum hervorzugehen, beschreiben McAllister und Lowe weitere sich positiv auswirkende Charaktereigenschaften. Dazu zählen Gewissenhaftigkeit, Offenheit, Extrovertiertheit sowie Liebenswürdigkeit. Auch diese können zum Teil durch das Individuum und entsprechende Einstellungen und Verhal-tensweisen beeinflusst werden. (McAllister & Lowe, 2019, S.41) Positive Grundeigen-schaften für eine hohe Resilienz sind außerdem Lernbereitschaft und Veränderungs-fähigkeit. (Pastoors, 2018b, S. 86 und Pastoors, 2018c, S.105)

Förderlich für die allgemeine Resilienzfähigkeit sind nach Braun, Leinberger und Loew zudem regelmäßig durchgeführte Übungen zum mentalen Training. Dazu schlagen sie kurze Übungen für den Alltag, wie zum Beispiel entschleunigtes Atmen, inneren Abstand halten oder unterschiedliche Aktivierungs- und Achtsamkeitsübungen, vor. (Braun, B., Leinberger & Loew, 2020) Damit einher geht die Wichtigkeit von regelmäßigen bewuss-ten Ausgleichsaktivitäten, fest eingeplanten Zeiten für Entspannung und Raum für Selbstfürsorge, um psychische Arbeitsbelastungen zu reduzieren, sich selbst zu ent-wickeln und ein Bewusstsein für die eigene Gesundheit zu fördern. (Afshar, Laskowski, Schleef & Steffens, 2020) Die Aufrechterhaltung von Tagesstruktur und eigenen Routi-nen, regelmäßigen Pausen und adäquates Zeit- und Selbstmanagement kann außer-dem zur Verbesserung der psychischen Stabilität beitragen. Insbesondere in Zeiten mit hohem Arbeitsaufkommen können diese Maßnahmen zur Hilfe bei der Orientierung, Strukturierung und Sicherheit beitragen. Hinzukommt außerdem die Wichtigkeit des Respekts der Mitarbeiter des Gesundheitswesens vor den eigenen Bedürfnissen. Dies kann sich zusätzlich positiv auf das Gesundheitsverhalten, das Wohlbefinden und das Copingverhalten bei Belastungen auswirken. (Lienhart, 2020, S.27f.) Darüber hinaus sollten aufkommende Emotionen nicht verdrängt oder unterdrückt, sondern zugelassen werden, um psychische Folgeschäden zu verhindern. (Lang, 2019, S.210ff.) Zusätzlich sollte für die Mitarbeiter im Gesundheitswesen ein weiteres Augenmerk darauf liegen, Angebote ihres Arbeitgebers, wie Maßnahmen des BGMs, psychosoziale Ansätze oder Entspannungsmaßnahmen, anzunehmen, zu nutzen und vor allem dort Erlerntes regelmäßig selbstständig umzusetzen, um langfristig dadurch gestärkt und resilienter zu werden. (Bernatzeder, 2018, S.54)

Lebensstil

Positiv auf die Belastungsbewältigung wirkt sich außerdem ein gesunder Lebensstil aus. Auch in Phasen mit starkem Stress beispielsweise durch zunehmende Überstunden sollten Mitarbeiter des Gesundheitswesens versuchen, für Ablenkung und Ausgleich durch das Weiterführen von Hobbies und Sport zu sorgen. (Lang, 2019, S.97ff., 131ff.) Eine möglichst strikte Trennung von Beruflichem und Privatem kann außerdem helfen, eine emotionale Distanz zu Arbeitsbelastungen herzustellen und so für Entspannung und Entlastung zu sorgen. (Bernatzeder, 2018, S.57f.)

Des Weiteren stellt eine ausgewogene Ernährung mit regelmäßigen Essenszeiten einen Baustein zur Gesunderhaltung der einzelnen Mitarbeiter dar. (Lang, 2019, S.102ff.) Auf Alkohol-, Zigaretten- und Drogenkonsum sollte vor allem in Krisen verzichtet werden, da ein Suchtmittelmissbrauch schnell einen zusätzlichen Stressor darstellen kann. (Spielberg, 2020) Trotz Schichtdiensten sollte außerdem versucht werden, einen regelmäßigen Schlafrhythmus und eine ausreichende Schlafdauer einzuhalten. (Bühring, 2020)

Sozialleben

Das Sozialleben der Mitarbeiter stellt einen weiteren wichtigen Baustein zur Belastungsreduzierung dar. Durch das Aufrechterhalten sozialer Kontakte zu Familie und Freunden kann ein zusätzlicher Ausgleich zu Arbeitsbelastungen geschaffen werden. (Rohwer et al., 2020) Mit Hilfe regelmäßigen Austauschs und Ratschlägen von anderen können beispielsweise neue Bewältigungsstrategien und Verhaltensweisen erkannt, übertragen und umgesetzt werden. Außerdem kann Zuspruch und Bestätigung von Angehörigen zur Stärkung des Selbstvertrauens und zur Vermittlung von Sicherheit bei der Bewältigung von Herausforderungen beitragen. (Reif, Spieß & Stadler, 2018, S.53ff.)

Zusätzlich spielt der regelmäßige und offene Kontakt zu Kollegen und Vorgesetzten eine wichtige Rolle. Dadurch können sich belastete Mitarbeiter in akuten Situationen schnell Unterstützung einfordern. Dazu ist infolgedessen ein fachlicher Austausch möglich. (Meyer, 2020)

Arbeitsverhalten

Während der Arbeit ist vor allem das Einhalten regelmäßiger Pausenzeiten und deren Gestaltung ein bedeutsamer Bestandteil bei der Reduzierung von Belastungen. Da aufgrund des hohen Arbeitsaufkommens in den meisten Krankenhäusern sich viele Mitarbeiter keine Pausen einräumen, bedarf es diesbezüglich der aktiven Unterstützung innerhalb des Kollegiums oder durch die Vorgesetzten und der gegenseitigen Aufmerksamkeit und entsprechenden Planung und Verteilung von Arbeitsaufgaben. Als Ausgleich hilfreich ist außerdem die Gestaltung einer aktiven Pause, beispielsweise durch einen kurzen Spaziergang an der frischen Luft oder das Verzehren von gesunden Mahlzeiten. (Spielberg, 2020)

Zusätzlich kann die Fähigkeit „Nein" zu sagen im Arbeitsumfeld vor Arbeitsüberlastung durch andere schützen und sollte ggf. durch das Personal geübt und erlernt werden. (Laschet, 2020b) Außerdem sollten sich Mitarbeiter im Arbeitsalltag regelmäßig Bewältigungsstrategien, mentale Übungen oder Entspannungstechniken bewusst machen und immer wieder versuchen, in den Workflow zu integrieren, um arbeitsbedingte Stressoren besser bewältigen zu können. (Braun, B. et al., 2020)

5 Diskussion

Die in den Kapiteln 4.1 bis 4.4 vorgestellten allgemeinen Ansätze und Maßnahmen zur Reduzierung psychischer Belastungen werden im Folgenden in den Kontext der COVID-19-Pandemie gebracht und auf ihre Anwendbarkeit bei pandemiebedingten Belastungen ausgewertet, um die Forschungsfrage dieses Buches am Ende dieses Abschnittes abschließend beantworten zu können. Für eine übersichtlichere Darstellung erfolgt dies in den gleichen Kategorien wie bei der Vorstellung der Ansätze im vorherigen Kapitel und bezieht sich auf die darin dargestellten Informationen.

5.1 Ergebnisse und daraus resultierende Schlussfolgerungen für die Praxis

Verhalten der Führungskräfte

Wie sich aus Kapitel 4.1 ableiten lässt, ist grundsätzlich festzuhalten, dass das Verhalten der Führungskräfte, aufgrund seiner positiven Effekte auf das Wohlbefinden der Mitarbeiter, eine wichtige Unterstützung zur Reduzierung psychischer Belastungen darstellen kann. Da die meisten beschriebenen Stressoren für das medizinische Personal während der COVID-19-Pandemie jedoch vorwiegend durch das Virus selbst und die damit einhergehenden Unsicherheiten, Neuartigkeiten und Besonderheiten im Umgang mit Patienten und der Behandlung des Virus zusammenhängen, kann das Verhalten der Führungskräfte darauf eher weniger direkten Einfluss nehmen und spielt eher eine untergeordnete Rolle. Dennoch kann das Führungsverhalten ein wichtiger Baustein bei der Schaffung von gesundheitsförderlichen Rahmenbedingungen und einer positiv geprägten Arbeitsatmosphäre sein.

Um Mitarbeitern in Zeiten der COVID-19-Pandemie Sicherheit zu vermitteln und im Ernstfall schnelle Entscheidungen zu treffen, erscheint beim **Führungsstil** eine Zunahme des Entscheidungsspielraums des Vorgesetzten sinnvoll. Vor allem aufgrund der Unsicherheiten durch fehlende Erfahrung in der Behandlung von COVID-19 oder beim Treffen schwieriger Entscheidungen kann dies die Mitarbeiter entlasten. Dennoch sollte auf ausreichend Partizipationsmöglichkeiten der Beschäftigten geachtet werden, um pandemiebedingte Bedürfnisse und Sorgen der Beschäftigten ausreichend wahrnehmen und berücksichtigen zu können.

Im Bereich der **Kommunikation** spielen, laut den angegebenen Belastungen des medizinischen Personals, während der COVID-19-Pandemie vor allem regelmäßige und klare Informationen eine wichtige Rolle zur Orientierung. Dadurch lassen sich Struktur und Sicherheit in Zeiten sich schnell ändernder Bedingungen vermitteln. Durch Transparenz, Respekt und Vertrauen in der Kommunikation lassen sich außerdem gemeinsam mit den Mitarbeitern spezifische Lösungen für Herausforderungen der Pandemie erarbeiten. Die Förderung eines regelmäßigen Austausches innerhalb des Kollegiums durch die Führungskraft kann zusätzlich die Motivation und das Zusammengehörigkeitsgefühl stärken und psychische Belastungen wie z.B. Ängste reduzieren. Dennoch ist anzumerken, dass sich das dafür nötige Vertrauen zwischen Mitarbeitern und Vorgesetzten nicht kurzfristig herstellen lässt. Dementsprechend kann der Bereich der Kommunikation während der COVID-19-Pandemie nur unterstützend wirken, wenn bereits vorher entsprechende funktionierende Strukturen vorhanden waren.

Ähnlich verhält es sich mit der **Wertschätzung** und **Unternehmenskultur**. Eine wertschätzende Grundhaltung und positive Unternehmenskultur, vor allem geprägt durch die Führungskräfte, kann grundsätzlich zur Reduzierung psychischer Belastungen während der Pandemie beitragen. Allerdings müssen dafür bereits vor der Krise entsprechende Werte im Unternehmen verankert sein und gelebt werden. Sind diese Werte bereits vorhanden, geraten diese erfahrungsgemäß bei außergewöhnlichen Belastungen dennoch schnell in Vergessenheit und bedürfen einer regelmäßigen Bewusstmachung. Während der Pandemie kann der Bereich einer positiven Fehlerkultur einen besonders wichtigen Teil zur Belastungsreduzierung darstellen. Da aufgrund der Neuartigkeit der Pandemie und des Virus, vor allem zu Beginn der Pandemie und durch Arbeitsüberlastung viele Fehler passieren können, kann eine durch Unterstützung und Verständnis geprägte Fehlerkultur Ängste und Unsicherheiten des Personals reduzieren und ein angenehmes Arbeitsklima sowie eine Weiterentwicklung zur lernenden Organisation fördern. Deren Umsetzung ist jedoch ein langer Lernprozess und muss daher bereits vor der Pandemie vorhanden sein. Durch den zunehmenden Stress zum Zeitpunkt der Pandemie und daraus resultierende Konflikte kann ein adäquates Konfliktmanagement zur Entlastung durch schnelles und produktives Lösen von Konflikten beitragen. Allerdings ist es unwahrscheinlich, dass für eine ausführliche Konfliktaufarbeitung, so wie in der Literatur beschrieben, während des hohen Arbeitspensums bedingt durch die Pandemie und den ohnehin vorhandenen Personalmangel ausreichend Zeit bleibt.

Die Aufrechterhaltung der erläuterten gesundheitsförderlichen **Rahmenbedingungen** mit klaren Zuständigkeiten und Arbeitsabläufen sowie einer gerechten Aufgabenverteilung und Dienstplanerstellung wird sich innerhalb der außergewöhnlichen Bedingungen der COVID-19-Pandemie eher selten umsetzen lassen. Bedingt durch den allgemeinen Personalmangel in der Pflege und potenziell zusätzliche Fehlzeiten von Mitarbeitern wegen einer eigenen Ansteckung mit dem Virus oder Quarantäne ist die Erfüllung dieser Rahmenbedingungen aus Zeitgründen unrealistisch. Infolge der Unterbesetzung kann, um die medizinische Versorgung der Bevölkerung sicherzustellen, auf Wunscharbeitszeiten, eine Vermeidung von Überstunden und eine gerechte Aufgabenverteilung zumeist keine Rücksicht durch die Führung genommen werden. Auch die angeführten Maßnahmen zur Förderung der Teamchemie, wie zum Beispiel Workshops, können während der Pandemie aus Zeitgründen nicht oder nur selten durchgeführt werden. Dementsprechend können die von den Führungspersonen geschaffenen Rahmenbedingungen während der Pandemie, aufgrund des hohen Arbeitsaufkommens, eher keine gezielte Hilfe bei der Reduzierung pandemiebedingter psychischer Belastungen der Mitarbeiter bieten.

Um andere Ansätze zur Belastungsreduzierung, wie BGM oder psychosoziale Versorgung, im Unternehmen erfolgreich während der Pandemie zu etablieren, nehmen die **Vermittlung und das Angebot von Unterstützungsmaßnahmen durch die Führungskräfte** eine wichtige Rolle ein. Im schnelllebigen und oft hektischen Krankenhausalltag kann dies jedoch aus Zeitmangel schnell untergehen. Auch das Organisieren regelmäßiger Fallbesprechungen und Fortbildungen wird aufgrund fehlender Zeit nur selten möglich sein. Dadurch ist es unrealistisch, dass von diesem Punkt maßgebliche Unterstützung während der Pandemie ausgehen kann.

Die fachliche Kompetenz und die Soft Skills der **Führungsperson selbst**, wie zum Beispiel Integrität, Gewissenhaftigkeit und allgemein ausgeprägte soziale Kompetenzen sowie eine klare Aufgabengestaltung, können auch während der Pandemie den Mitarbeitern Sicherheit und Orientierung vermitteln. Jedoch sind dies ebenfalls Fähigkeiten der Führungsperson, die aufgrund einer langen Lern- und Aneignungsdauer bereits vor der Pandemie vorhanden sein müssen, um im Verlauf der akuten Krise hilfreich sein zu können. Eine diesbezügliche Schulung der Führungskräfte erst während der Krise erscheint zu spät, um diese Kompetenzen sicher anwenden und somit psychische Belastungen der Mitarbeiter effektiv reduzieren zu können.

Insgesamt lässt sich für das Verhalten der Führungskräfte festhalten, dass diese zum Großteil nur einen Ansatz zur Unterstützung und Reduzierung psychischer Belastungen des medizinischen Personals zum Zeitpunkt der COVID-19-Pandemie darstellen können, sofern im Voraus bereits entsprechende Werte und damit zusammenhängende Strukturen erfolgreich im Unternehmen gelebt werden und etabliert sind. Ein Erlernen und Umsetzen erst nach Beginn der Krisensituation erscheint aufgrund des dafür nötigen Zeitaufwandes während der Pandemie nicht möglich.

Maßnahmen im Rahmen des betrieblichen Gesundheitsmanagements

Voraussetzungen für die erfolgreiche Umsetzung von Maßnahmen des BGMs aus Kapitel 4.2 während der COVID-19-Pandemie sind eine bereits im Unternehmen etablierte gesundheitsförderliche Führung, wertschätzende Kommunikation, Partizipation der Mitarbeiter und eine Verankerung des Gedankens der Gesundheitsförderung in den Unternehmenszielen sowie im Leitbild. Sofern dies im Betrieb gegeben ist, können einzelne Maßnahmen des BGMs, vor allem der BGF, für die Dauer der Pandemie zu einer Reduzierung psychischer Belastungen beitragen. Allerdings bedarf es dafür einer Anpassung an die Pandemiebedingungen und die spezifischen Stressoren der Krise, um effektiv eingesetzt werden zu können. Dies bringt jedoch, aufgrund verschiedener Herausforderungen der aktuellen Krise, einige Schwierigkeiten bei der Umsetzung mit sich, die im Folgenden erläutert werden:

Im Bereich der **verhaltensbezogenen Interventionen** gestaltet sich eine Umsetzung unterschiedlicher Gruppenangebote zu Sport-, Bewegungs- oder Entspannungskursen insofern schwierig, da in Zeiten der Pandemie durch das Gebot der Vermeidung sozialer Kontakte zum Infektionsschutz diese nicht wie gewohnt durchführbar sind. Auch eine vom Unternehmen unterstützte Mitgliedschaft im Fitness- oder Wellnessstudio ist aufgrund der Schließungen nicht möglich. Eine Alternative stellt das Angebot der Onlinedurchführung dar. Dies müsste jedoch zumeist von den Mitarbeitern außerhalb der Arbeitszeit in der häuslichen Umgebung ausgeübt werden. Allerdings ist das aufgrund der zahlreichen Überstunden, Kinderbetreuung Zuhause und allgemeinen Erschöpfung aufgrund der Pandemie für die meisten Beschäftigten zeitlich kaum realisierbar. Auch Workshops, Vorträge, Themen- und Gesundheitstage oder Maßnahmen zur Förderung der Teamresilienz im Rahmen der BGF sind aus diesem Grund schlecht umsetzbar. Die Akzeptanz solcher Maßnahmen als Online-Angebot außerhalb der Arbeitszeit ist erfahrungsgemäß sehr gering. Lediglich adaptierte Angebote in Kleingruppen in ausreichend großen Räumen mit genügend Abstand zueinander während des Dienstes könnten eine Alternative darstellen. Jedoch muss diesbezüglich angemerkt werden, dass dies unter Umständen das angestrebte Gemeinschafts- und Zusammengehörigkeitsgefühl durch die räumliche Distanz und die nicht vollständige Gruppe reduzieren kann. Zusätzlich ist eine Umsetzung durch die hohe Arbeitsbelastung des medizinischen Personals zeitlich kaum machbar.

Ähnliche Schwierigkeiten zeigen sich bei der Umsetzung **verhältnisbezogener Interventionen** während der Pandemie. Maßnahmen zur Weiterentwicklung von Führungskräften, diesbezügliche Coachings oder Qualitätszirkel lassen sich aufgrund des Infektionsschutzes nur online und virtuell durchführen. Da dabei jedoch meist nicht, wie bei verhaltensbezogenen Interventionen, alle Teammitglieder beteiligt sind, wäre eine zeitliche Umsetzung mit entsprechend vorausschauender Planung auch während der Arbeitszeit möglich. Auch die Nutzung von innerbetrieblichen Gesundheitszirkeln könnte dadurch innerhalb der Pandemie ermöglicht werden. Diese können vor allem durch das Einbinden der praktischen Erfahrungen der Mitarbeiter im Umgang mit der Pandemie wichtige Unterstützung bei der Entwicklung und Umsetzung von weiteren Maßnahmen zu gesundheitsförderlichen Arbeits- und Organisationsverhältnissen leisten. Aufgrund der relativ langen Zeitdauer bis Ergebnisse von Gesundheitszirkeln präsentiert werden können ist eine Einführung von Gesundheitszirkeln direkt zu Beginn der Pandemie entscheidend, damit Unternehmen effektiv von den Ergebnissen profitieren können. Da Angebote wie Supervisionen, fachliche Fort- und Weiterbildungen sowie Workshops zu gesunder Ernährung alle Teammitglieder betreffen, ist die Umsetzung in Zeiten der Pandemie ebenfalls bedingt durch die Meidung sozialer Kontakte und den damit einhergehenden hohen Zeitaufwand eher weniger möglich. Eine Alternative zu umfassenden fachlichen Fort- und Weiterbildungen könnten lediglich einzelne Fallbesprechungen während regulärer Teamsitzungen darstellen. Die gesunde Ernährung der Beschäftigten lässt sich durch Angebote gesunder Mahlzeiten in der Kantine unterstützen. Allerdings bedarf es dazu der Einhaltung regelmäßiger Pausen trotz hoher Arbeitsbelastung. Dies kann in Pandemiezeiten nur mit entsprechender Unterstützung der Führungskräfte gelingen. Die Gestaltung der Aufgaben und der Organisation als Teil der Verhältnisprävention mit klaren Strukturen, Vollständigkeit und Angemessenheit der Aufgaben lässt sich während der COVID-19-Pandemie durch die Führungskräfte nur teilweise umsetzen. Zu groß ist meistens das Arbeitsaufkommen und der Zeitmangel, um diese Faktoren vollständig bei der Aufgabengestaltung berücksichtigen zu können. Gleiches gilt für die Einhaltung und Gestaltung der Arbeitszeit. In Anbetracht des aktuell hohen Arbeitsaufkommens bedingt durch die zahlreichen COVID-19-Patienten scheint die Einhaltung der genannten Bedingungen aufgrund des ohnehin vorhandenen Personalmangels und dem hohen Krankenstand in der Pflege unrealistisch. Um die Gesundheitsversorgung der Bevölkerung sicherzustellen, ist dieser Bereich momentan gezwungenermaßen nicht umsetzbar.

Ansätze zur Verbesserung der **Akzeptanz und Nutzung von Maßnahmen der BGF**, wie Gesundheitscoachings oder die Ausbildung von Multiplikatoren, benötigen viel Zeit zur Umsetzung. Genauso wie die Etablierung der Maßnahmen als abgestimmtes und ganzheitliches Konzept für eine effektive Nutzung im Unternehmen. Die dafür benötigte Zeit ist im von Zeit- und Personalmangel geprägten Arbeitsalltag im Krankenhaus und zusätzlich während der COVID-19-Pandemie nicht vorhanden.

Dementsprechend lassen sich Maßnahmen im Rahmen des BGMs, insbesondere der auf Prävention ausgerichteten BGF, nur zu einem geringen Teil innerhalb der aktuellen Krise praktisch umsetzen. Hauptsächlich verhältnisbezogene Interventionen wie Führungskräftecoachings, Qualitäts- oder Gesundheitszirkel lassen sich bei guter vorheriger Zeitplanung in den Pandemiealltag integrieren und können entsprechend zur Reduzierung psychischer Belastungen und von Fehlzeiten des Personals beitragen.

Psychosoziale Versorgung und Entspannungsmaßnahmen

Aufgrund der außergewöhnlichen Herausforderungen durch die COVID-19-Pandemie und damit verbundene mögliche Traumatisierungen des medizinischen Personals, gewinnt eine professionelle, psychologische Begleitung und Betreuung, wie in Kapitel 4.3 dargestellt, an Bedeutung. Wegen der hohen und andauernden psychischen Belastungen durch die Pandemie reicht alleinige Unterstützung durch Vorgesetzte oder Kollegen in vielen Fällen nicht mehr aus, um Folgeschäden abdämpfen zu können.

Im Rahmen der **Ansätze der psychosozialen Versorgung** bedarf es daher während der aktuellen Krise einer umfassenden psychologischen Betreuung innerhalb des Unternehmens. Sprechstunden, insbesondere mit Walk-In-Charakter, können hier bei akuten Ereignissen eine wichtige Unterstützung darstellen. Aufgrund des Gebots der sozialen Distanz zum Infektionsschutz ließe sich dies als Online-Angebot in Zeiten der Pandemie umsetzen. Die Etablierung und Nutzung eines Peer-Support-Systems oder eines Kriseninterventionsteams kann ebenfalls positive Effekte auf die Belastungsbewältigung während der Pandemie haben. Vor allem auf die Reduzierung von Ängsten und Unsicherheiten und zur Hilfe bei schwierigen Entscheidungen kann sich dies positiv auswirken. Allerdings bedarf es für eine effektive Nutzung einer entsprechenden Ausbildung von Mitarbeitern. Daher können diese Unterstützungsmöglichkeiten nur effektiv während der Pandemie wirken, sofern diese schon vorher fest im Unternehmen verankert sind. Vor allem angesichts der Zunahme der Häufigkeit von schwierigen Entscheidungen und der Angst vor Triage-Situationen können Ethik-Komitees in der COVID-19-Pandemie eine wichtige Entlastung für Mitarbeiter in solchen Grenzsituationen bieten. Jedoch bedarf es auch dafür einer entsprechenden Vorbereitungszeit, ehe diese in Kliniken eingesetzt werden können. Wegen des organisatorischen und rechtlichen Aufwands beim Aufbau eines Ethik-Komitees ist dieser Ansatz für kleinere Klinken finanziell und zeitlich kaum umsetzbar. Dementsprechend stellt dieser Ansatz eher eine Unterstützung für größere Krankenhäuser dar. Auch nach der Pandemie kann dies hilfreich sein, um die Mitarbeiter bei kritischen Fällen zu beraten. Die Einrichtung telefonischer psychologischer Sprechstunden, Gesprächshotlines oder psychologischer Online-Angebote können aufgrund der nötigen Meidung direkter sozialer Kontakte für die Pandemie ein wichtiges Instrument zur psychologischen Begleitung des medizinischen Personals darstellen. Außerdem ist diese Hilfe schnell und unkompliziert in akuten Krisensituationen verfügbar und die mögliche Hemmschwelle zur Nutzung ist somit gering. Die Umsetzung von psychologischen Coachingangeboten, psychoedukativen Vorträgen, Seminaren oder diversen anderen psychologische Trainingsmaßnahmen ließe sich wegen der Pandemie nur als Online-Angebot umsetzen. Online-Maßnahmen könnten zusätzlich Mitarbeiter unterstützen, die sich in häuslicher Quarantäne befinden und sich dadurch stark belastet fühlen. Mit Hilfe dieser Maßnahmen ließen sich die Auswirkungen sozialer Isolation und Unsicherheit vermindern und die Mitarbeiter können danach gestärkt an ihren Arbeitsplatz zurückkehren. Für Mitarbeiter vor Ort gestaltet sich die Umsetzung dieser Onlineangebote jedoch aus den beschriebenen zeitlichen Gründen im Klinikalltag zu Pandemiezeiten zumeist schwierig und bedarf daher der Förderung des Unternehmens. Um mögliche Spätfolgen durch belastende und traumatisierende Erfahrungen während der Pandemie zu verhindern, sollte auch nach der Pandemie eine psychosoziale Betreuung mit den genannten Maßnahmen als Bestandteil der Gesundheitsfürsorge in Unternehmen bestehen bleiben. Dies kann außerdem präventiv für zukünftige Krisen wirken.

Der Einsatz von **Entspannungsmaßnahmen** kann eine unterstützende Ergänzung zur Belastungsreduzierung darstellen. Die Anleitung zu entsprechenden Maßnahmen müsste zur Verhinderung der Infektionsgefahr ebenso online durchgeführt werden. Dafür bedarf es für eine entsprechende Wirkung einer regelmäßigen Umsetzung. Dies gestaltet sich während der COVID-19-Pandemie ebenfalls aus Zeitmangel schwierig.

Insgesamt lässt sich festhalten, dass psychosoziale Ansätze zu einer bedeutenden Reduzierung psychischer, pandemiebedingter Belastungen und allgemeinen Unterstützung beitragen können. Vor allem aufgrund ihrer meist schnellen Verfügbarkeit und der damit verbundenen professionellen Unterstützung können psychische Belastungen und mögliche Langzeitfolgen der COVID-19-Pandemie reduziert werden. Insbesondere Ängste, Selbstzweifel und Überforderung des medizinischen Personals lassen sich so entgegenwirken. Von Vorteil ist, wenn entsprechende Versorgungsstrukturen und -angebote bereits im Voraus im Unternehmen verankert sind. Dadurch kann eine effektivere und schnellere Wirkung erzielt werden.

Individuelle Maßnahmen des Personals

Durch individuelle Maßnahmen, Grundhaltungen und Verhaltensweisen des Personals aus Kapitel 4.4 können wichtige Grundlagen zur Prävention psychischer Belastungen geschaffen werden. Da Unternehmen auf das individuelle Verhalten ihrer Mitarbeiter, vor allem in ihrer Freizeit, nur wenig Einfluss ausüben können, kann diese Kategorie lediglich als Ergänzung zur Belastungsreduktion während der COVID-19-Pandemie wirken.

Eine ausgeprägte **Resilienz** der Mitarbeiter und ein entsprechendes Vorhandensein stärkender Persönlichkeitsmerkmale wie Optimismus, Selbstbewusstsein, Verantwortungsbewusstsein etc. können maßgeblich zu einer Reduzierung pandemiebedingter psychischer Belastungen beitragen. Allerdings gelingt dies nur, wenn diese Fähigkeiten und Grundhaltungen bereits vor der Pandemie bei den Mitarbeitern ausgeprägt vorhanden waren, da ein Erlernen dieser Fähigkeiten und Eigenschaften ein langer Prozess ist. Um die bereits existierende Resilienzfähigkeit dennoch während der Pandemie zu unterstützen, lassen sich die beschriebenen Übungen zum mentalen Training auch bei besonderen Belastungen in den Arbeitsalltag integrieren, zum Beispiel bei vorbereitenden Tätigkeiten zur Patientenversorgung. Das Schaffen von Ausgleichsaktivitäten, fest eingeplante Zeiten für Entspannung und Selbstfürsorge sowie das Aufrechterhalten von Tagesstruktur gestaltet sich aufgrund zunehmender Überstunden durch die Versorgung von zahlreichen COVID-19-Patienten schwierig. Außerdem sind die Möglichkeiten an Ausgleichsaktivitäten durch allgemeine Lockdownmaßnahmen und die damit verbundenen Schließungen von Kultur- und Freizeiteinrichtungen begrenzt. Da die Unternehmen auf die Freizeitgestaltung ihrer Mitarbeiter keinen Einfluss haben, muss deren Hauptaufgabe zur Förderung der Resilienz ihrer Beschäftigten im Anbieten und Vermitteln entsprechender Kurse oder Workshops, zum Beispiel im Rahmen des BGMs, optimalerweise bereits präventiv vor Beginn COVID-19-Pandemie, bestehen.

Im Bereich des **Lebensstils** der Mitarbeiter lässt sich eine Fortführung von Hobbies als Ausgleich zu starken Arbeitsbelastungen aufgrund der beschriebenen pandemiebedingten Schließungen von Einrichtungen und der durch die Krise abnehmenden Freizeit des medizinischen Personals nur in geringem Maße umsetzen. Eine gesunde Ernährung, der Verzicht auf Suchtmittel sowie ausreichend Schlaf lassen sich durch Überstunden, schlecht planbare Schichten und dazukommende Ängste und Sorgen ebenfalls nicht immer ermöglichen. Daher ist zusätzlich zu Eigenbemühungen des Personals das Management von Unternehmen gefordert, ihre Beschäftigten auch in Zeiten der Pandemie während der Arbeitszeit bei der Umsetzung eines gesunden Lebensstils bestmöglich zu unterstützen, beispielsweise durch die in den vorherigen Absätzen beschriebenen Ansätze.

Auch über das **Sozialleben** der Mitarbeiter haben Unternehmen kaum Kontrolle. Das Aufrechterhalten privater sozialer Kontakte ist zu einem Großteil durch die Pandemie nur virtuell oder mit einem entsprechenden räumlichen Abstand möglich. Dennoch stellt dies eine wichtige Ressource zum Ausgleich und zur Stärkung des Selbstvertrauens, vor allem bei Unsicherheit, Verzweiflung oder Überforderung mit der Pandemiesituation, dar. Der Kontakt zu Kollegen bietet eine wichtige Möglichkeit zum Austausch, Lernen und zur Qualitätssicherung im Bereich der Patientenversorgung und sollte daher besonders während der Pandemie mit ihren neuartigen Herausforderungen aktiv durch das Unternehmen gefördert werden, um psychische Belastungen zu reduzieren.

Die beschriebenen unterstützenden Aspekte des **Arbeitsverhaltens** lassen sich unter Pandemiebedingungen nur teilweise umsetzen. Die Einhaltung regelmäßiger Pausenzeiten mit einer positiven Pausengestaltung lässt sich im Klinikalltag mit Zeit- und Personalmangel meist nicht ermöglichen, erst recht nicht in Zeiten von COVID-19. Die

Fähigkeit „Nein" zu sagen kann einen wichtigen Selbstschutz für die Mitarbeiter darstellen. Allerdings bleibt bei dem mit der Pandemie verbundenen Arbeitspensum und der personellen Unterbesetzung der Krankenhäuser meist keine Wahl- bzw. Entscheidungsmöglichkeit für die Mitarbeiter.

Insgesamt stellen die individuellen Maßnahmen des Personals eine wichtige Ergänzung zur Reduzierung psychischer Belastungen und Gesundheitsförderung dar. Unternehmen können auf diese Aspekte jedoch kaum direkten Einfluss ausüben. Eine Unterstützung in Form von entsprechenden Workshops oder Seminaren zur Vermittlung der Wichtigkeit dieser Bereiche kann ergänzend sinnvoll sein. Allerdings ist auch dies aus Zeit- und Infektionsschutzgründen während der Pandemie schwierig und sollte im Idealfall präventiv, unabhängig von einer Krise, erfolgen.

5.2 Fazit

Mit diesem Buch sollte die Frage beantwortet werden, wie sich durch psychische Überlastung verursachte Fehlzeiten des medizinischen Personals in Zeiten der COVID-19-Pandemie reduzieren lassen und somit die medizinische Versorgung der Bevölkerung sicherstellen lässt. Nach der Übertragung allgemeiner Ansätze zur Belastungsreduktion auf die spezifische Situation der COVID-19-Pandemie lässt sich festhalten, dass vor allem Ansätze zur psychosozialen Versorgung pandemiebedingte psychische Belastungen reduzieren und positiv beeinflussen können. Da die Umsetzung der anderen beschriebenen Ansätze durch das Gebot der Kontaktvermeidung zum Infektionsschutz und den Zeitmangel während der Pandemie erschwert wird, sollten Unternehmen daher zur Unterstützung und Entlastung ihrer Beschäftigten ihren Schwerpunkt auf den psychosozialen Bereich legen. Besonders hilfreich sind in diesem Gebiet psychologische Online-Sprechstunden, ein etabliertes Peer-Support-System und der Einsatz von Kriseninterventionsteams, telefonische Gespräche mit Psychologen oder Seelsorgern, allgemeine Gesprächshotlines sowie Angebote zur psychologischen Nachsorge nach traumatischen Ereignissen. Für große Unternehmen können außerdem Ethik-Komitees eine Unterstützung während der Pandemie darstellen. Ergänzend lassen sich im Rahmen des betrieblichen Gesundheitsmanagements verhältnisbezogene Interventionen der Gesundheitsförderung wie Maßnahmen zur Weiterentwicklung von Führungskräften, Qualitäts- und Gesundheitszirkel, bedingt durch den gebotenen Infektionsschutz in Form von Online-Angeboten, zur Belastungsreduzierung für Mitarbeiter einsetzen. Unterstützend können das Verhalten der Führungskräfte und individuelle Maßnahmen des Personals wirken. Allerdings müssen dafür die Führungskräfte und das Personal bereits präventiv vor Beginn einer Krise durch entsprechende Maßnahmen geschult und befähigt werden.

6 Zusammenfassung und Ausblick

Aufgrund der aktuellen COVID-19-Pandemie ergeben sich zahlreiche neue oder verstärkte Herausforderungen und psychische Belastungen für das medizinische Personal. Das Ziel dieses Buches war daher die Übertragung und Anpassung bereits bestehender Ansätze zur allgemeinen Belastungsreduzierung auf die spezifischen Belastungen der Pandemie mit Hilfe intensiver anwendungsorientierter Literaturarbeit. Dazu wurden im einleitenden Teil zunächst das Thema mit dazugehöriger Forschungsfrage und das methodische Vorgehen dargestellt. Daraufhin folgten die theoretischen Grundlagen zu psychischen Belastungen und Stress. Im Folgenden wurden die Zusammenhänge zwischen psychischen Belastungen des medizinischen Personals und der COVID-19-Pandemie und die dazugehörigen Auswirkungen erarbeitet. Darauf schlossen allgemeine Ansätze und Maßnahmen zur Reduzierung psychischer Belastungen an. Diese gehören zu den Kategorien Verhalten der Führungskräfte, Maßnahmen im Rahmen des betrieblichen Gesundheitsmanagements, psychosoziale Versorgung und Entspannungsmaßnahmen sowie individuelle Maßnahmen des Personals. Abschließend wurde die Anwendbarkeit dieser allgemeinen Ansätze während der Belastungen der COVID-19-Pandemie geprüft und ausgewertet. Besonders hilfreich erwiesen sich dazu Ansätze der psychosozialen Versorgung sowie einzelne Bestandteile aus dem Bereich des betrieblichen Gesundheitsmanagements. Das Verhalten von Führungskräften und Mitarbeitern kann dabei ergänzende positive Auswirkungen auf psychische Belastungen haben.

Mit diesen Erkenntnissen kann dieses Werk eine wichtige Grundlage und Übersicht für die Unterstützung des medizinischen Personals während der aktuellen COVID-19-Pandemie im Kontext des Arbeitsbereichs eines Krankenhauses darstellen und bei praktischer Umsetzung zu einer Reduzierung psychischer Belastungen und damit zusammenhängender Fehlzeiten beitragen. Außerdem lassen sich diese Erkenntnisse auf potenzielle zukünftige Pandemien oder andere andauernde Krisensituationen übertragen bzw. weiterentwickeln.

Um für zukünftige Pandemien besser aufgestellt zu sein, bedarf es einer festen und langfristigen Etablierung der genannten Ansätze zur Belastungsreduzierung, auch in Nicht-Pandemie-Zeiten, mit Fokus auf der Prävention stressbedingter Erkrankungen. Dadurch können Belastungen in der Zukunft durch adäquate Bewältigungsstrategien besser bewältigt und Fehlzeiten oder eine dauerhafte Fluktuation der Beschäftigten verhindert werden.

Da sich viele Belastungsfolgen beim medizinischen Personal erst nach Ende der COVID-19-Pandemie zeigen und sich in diesem Zusammenhang unter Umständen neue Belastungen entwickeln werden, bedarf es weiterentwickelter oder adaptierter Ansätze zur Reduzierung von Belastungen. Diesbezüglich besteht weiterer Forschungsbedarf, wofür diese Arbeit eine Ausgangsbasis darstellen kann.

Liu et al. berichteten zu Beginn der Pandemie in China außerdem von Erfolgen beim Einsatz von speziellen Messenger-Apps und Chats, um mit psychologischen Fachkräften in Kontakt treten zu können. Nachweislich konnten dort so psychologische Interventionen frühzeitig und verbessert eingesetzt werden. (Liu et al., 2020) Da solch ein Angebot bislang in Deutschland noch nicht existiert, könnte in der Zukunft eine Umsetzung mit entsprechender Software eine weitere Möglichkeit darstellen, psychischen Belastungen des medizinischen Personals effektiv zu begegnen. Dafür bedarf es jedoch entsprechender technischer Gegebenheiten, die aktuell in Deutschland noch nicht ausgeschöpft werden und weiterer wissenschaftlicher Untersuchung bedürfen.

Zusätzlicher Forschungsbedarf ergibt sich zudem aus dem Umstand, dass sich dieses Werk aus Gründen des Umfangs ausschließlich mit der Situation von medizinischem Personal im Krankenhaus beschäftigt. Dabei darf die Belastung der in anderen Bereichen tätigen Beschäftigten, z.B. in Arztpraxen, Seniorenheimen, etc., nicht in Vergessenheit geraten. Da auch diese Mitarbeiter durch die COVID-19-Pandemie starken Belastungen ausgesetzt sind, bedarf es für diesen Bereich ebenfalls spezifischer Ansätze zur Belastungsreduzierung, die in nächster Zeit vertieft erarbeitet werden sollten. Auch dafür kann dieses Buch eine wichtige Grundlage bieten.

Um die erarbeiteten Ansätze in vollem Umfang und erfolgreich in Krankenhäusern umzusetzen und die psychischen Belastungen des Personals langfristig zu reduzieren, bedarf es in der Zukunft zusätzlich der Schaffung von politischen strukturellen Rahmenbedingungen. Dazu gehören vor allem die Reduzierung des Fachkräftemangels in der Pflege und eine Verhinderung des politisch erzwungenen Sparkurses vieler Krankenhäuser, der durch die aktuelle Pandemie zusätzlich verstärkt wurde.

Dennoch kann die COVID-19-Pandemie, trotz damit einhergehender starker Belastungen, als eine Chance betrachtet werden, um in Krankenhäusern Solidarität und Zusammenhalt zu stärken und mit Hilfe adäquater Unterstützungsmaßnahmen mit gewonnener Selbstsicherheit der Mitarbeiter aus der Krise hinauszugehen.

Literaturverzeichnis

Achenbach, T. (2020). *Mitarbeiter in Ausnahmesituationen: Trauer, Pflege, Krise – Ein Leitfaden für Führungskräfte, Personalverantwortliche und Betriebs-räte.* Frankfurt am Main: Campus.

Afshar, K., Laskowski, N. M., Schleef, T. & Steffens, S. (2020). Arztberuf: Selbstfürsorge schon im Studium. *Deutsches Ärzteblatt, 2020* (49), 2405.

Ahnert, J., Vogel, H., Richard, M., Böckle, L., Wilhelm, J., Drechsel-Schlund, C. & Neuderth, S. (2019). Telefonisch-psychologische Beratung – eine niederschwellige Intervention nach traumatischen Ereignissen im Arbeitskontext. In P. Angerer, H. Gündel, S. Brandenburg, S. Nienhaus, L. Letzel & D. Nowak (Hrsg.), *Arbeiten im Gesundheitswesen: Psychosoziale Arbeitsbedingungen – Gesundheit der Beschäftigten – Qualität der Patientenversorgung* (S.209-216). Landsberg am Lech: ecomed MEDIZIN.

Aigner, R. (2020). Gesundheitsförderung neu gedacht. *Arbeit und Arbeitsrecht, 2020* (6), 362-364.

Bär, S., Starystach, S., Ernst, C., Streib, C. & Hönig, A. (2018). *Durchführung von Gesundheitszirkeln zur Verbesserung von Arbeitsbedingungen im Pflegebereich.* Heidelberg: Verfügbar unter: http://www.ub.uni-heidelberg.de/archiv/25660 [13.02.2021].

Bangen, R. & Reinfelder, E.-C. (2019). Arbeit und psychische Gesundheit: Präventionsleistungen der Deutschen Rentenversicherung und des Betrieblichen Gesundheitsmanagements. In E.-C. Reinfelder, R. Jahn & S. Gingelmaier (Hrsg.), *Supervision und psychische Gesundheit – Reflexive Interventionen und Weiterentwicklungen des betrieblichen Gesundheitsmanagements* (S. 61-79). Wiesbaden: Springer.

Barth, A. (2018). Betriebliche Gesundheitsförderung – Konzepte für Bewegungsanbieter. In M. A. Pfannstiel & H. Mehlich (Hrsg.), *BGM – Ein Erfolgsfaktor für Unternehmen – Lösungen, Beispiele, Handlungsanleitungen* (S. 87-99). Wiesbaden: Springer Gabler.

Bauer, S., Eglseer, D. & Hödl, M. (2020). Pflege während der COVID-19 Pandemie – Eine besondere Herausforderung. *ProCare, 2020* (8), 48-53.

Becker, J. H. & Pastoors, S. (2018). Persönliche Kompetenzen. In J. H. Becker, H. Ebert & S. Pastoors (Hrsg.), *Praxishandbuch berufliche Schlüsselkompetenzen – 50 Handlungskompetenzen für Ausbildung, Studium und Beruf* (S. 43-49). Berlin: Springer.

Beneker, C. (2020, 29. April). Corona-Trauma: Ärzte holen sich oft zu spät Hilfe. *Ärzte Zeitung*, S.4.

Benoy, C. (2020). Psychologische Auswirkungen der COVID-19-Pandemie und der einhergehenden Maßnahmen – ein Überblick. In C. Benoy (Hrsg.), *COVID-19 – Ein Virus nimmt Einfluss auf unsere Psyche – Einschätzungen und Maßnahmen aus psychologischer Perspektive* (S.23-34). Stuttgart: Kohlhammer.

Bernatzeder, P. (2018). *Erfolgsfaktor Wohlbefinden am Arbeitsplatz – Praxis-leitfaden für das Management psychischer Gesundheit*. Berlin: Springer.

Bohlken, J., Schömig, F., Lemke, M. R., Pumberger, M. & Riedel-Heller, S. G. (2020). COVID-19-Pandemie: Belastungen des medizinischen Personals – Ein kurzer aktueller Review. *Psychiatrische Praxis, 2020* (4), 190-197.

Bothe, J. (2020). *Führungskultur und Supportive Leadership – Nur Vertrauen und Respekt führen zu Höchstleistungen*. Wiesbaden: Springer Gabler.

Brand-Hörsting, B. (2019). *Wertschätzende Kommunikation für Pflegefachkräfte und Ärzte*. Paderborn: Junfermann.

Braun, B., Leinberger, B. & Loew, T. (2020). COVID-19: Mit psychischen Belastungen umgehen. *Deutsches Ärzteblatt, 2020* (22-23), 1174.

Braun, U., Gunsch, C. & Theurillat, T. (2020). Krankenhäuser im Ausnahme-zustand – psychologische Begleitung des Gesundheitspersonals. In C. Benoy (Hrsg.), *COVID-19 – Ein Virus nimmt Einfluss auf unsere Psyche – Einschätzungen und Maßnahmen aus psychologischer Perspektive* (S.49-60). Stuttgart: Kohlhammer.

Bühring, P. (2020). Psychische Belastungen in der COVID-19-Pandemie: Allgemeine Verunsicherung. *Deutsches Ärzteblatt, 2020* (43), 2049.

Bundesanstalt für Arbeitsschutz und Arbeitsmedizin (o.J.). *Betriebliches Gesund-heitsmanagement*. Verfügbar unter: https://www.baua.de/ DE/Themen/Arbeit-und-Gesundheit/Betriebliches-Gesundheitsmanage ment/_functions/BereichsPublikationssuche_Formular.html?nn=8702114 [09.01.2021].

Bundesgesundheitsministerium (2020). *Betriebliche Gesundheitsförderung – Was steckt dahinter?*. Verfügbar unter: https://www.bundes gesundheitsministerium.de/themen/praevention/betriebliche-gesundheits foerderung/was-steckt-dahinter.html [09.01.2021].

Busch, C. (2019). Betriebliches Gesundheitsmanagement/Gesundheitsförderung. In A. Gerlmaier & E. Latniak (Hrsg.), *Handbuch psycho-soziale Gestaltung digitaler Produktionsarbeit* (S.355-358). Wiesbaden: Springer Gabler.

DAK-Gesundheit (2018). *Betriebliches Gesundheitsmanagement.* Hamburg: Verfügbar unter https://dak.de/dak/download/betriebliches-gesundheitsmanagement-2087460.pdf [09.01.2021].

DIN EN ISO 10075-1 (2018). *DIN EN ISO 10075-1: 2018-01 Ergonomische Grundlagen psychischer Arbeitsbelastung – Teil 1: Allgemeine Aspekte und Konzepte und Begriffe (ISO 100751-:2017).* Verfügbar unter: https://www.beuth.de/de/norm/din-en-iso-10075-1/271934702 [26.02.2021].

Eichenberg, C. (2020). Online-Psychotherapie in Zeiten der Corona-Krise. In R. Behring & C. Eichenberg (Hrsg.), *Die Psyche in Zeiten der Corona-Krise: Herausforderungen und Lösungsansätze für Psychotherapeuten und soziale Helfer* (S.69-82). Stuttgart: Klett-Cotta.

Esslinger, A.S. (2019). Betriebliches Gesundheitsmanagement. In R. Haring (Hrsg.), *Gesundheitswissenschaften* (S.725-734). Berlin: Springer.

Franzkowiak, F. & Franke, A. (2018). *Stress und Stressbewältigung.* Köln: Bundeszentrale für gesundheitliche Aufklärung. Verfügbar unter: https://www.leitbegriffe.bzga.de/alphabetisches-verzeichnis/stress-und-stressbewältigung/ [06.12.2020].

Fröhlich-Gildhoff, K. & Rönnau-Böse, M. (2019). *Resilienz* (5. Aufl.). München: Ernst Reinhardt Verlag.

GKV-Spitzenverband (2020). *Betriebliche Gesundheitsförderung.* Verfügbar unter: https://www.gkv-spitzenverband.de/krankenversicherung/praevention_selbsthilfe_beratung/praevention_und_bgf/bgf/BGF_s.jsp [09.01.2021].

Glöser, S. (2020). Umfrage: Klinikärzte sehen Patientensicherheit in Gefahr. *Deutsches Ärzteblatt, 2020* (50), 4.

Gollner, E., Stahl, H. K. & Schnabel, F. (2020). *Betriebe gesund managen – Systemorientiertes Handeln für ein nachhaltiges BGM.* Freiburg: Haufe.

Gradwohl, G. & Gassmann, D. (2020). Umgang mit Ängsten der Pandemiezeit. In C. Benoy (Hrsg.), *COVID-19 – Ein Virus nimmt Einfluss auf unsere Psyche – Einschätzungen und Maßnahmen aus psychologischer Perspektive* (S.72-82). Stuttgart: Kohlhammer.

Gschleier, R. & Andergassen, M. (2019). Betriebliches Gesundheitsmanagement im Krankenhaus. In J. Stierle, H. Stiller, M. Fiedler & S. Ortner (Hrsg.), *Handbuch Strategisches Krankenhausmanagement* (S. 805-825). Wiesbaden: Springer Gabler.

Gündel, H., Born, M., Drews, A., Mulfinger, N., Junne, F., Müller, A., Angerer, P. & Schweitzer, J. (2020). Gesundheit von Krankenhauspersonal: Kaum Spielraum für Verbesserungen. *Deutsches Ärzteblatt, 2020* (47), 2281.

Häfner, A., Pinneker, L. & Hartmann-Pinneker, J. (2019). *Gesunde Führung – Gesundheit, Motivation und Leistung fördern*. Berlin: Springer.

Härter, M. (2017). *Die Kunst gesunder Führung – Schritte zu einer leistungsfähigen Unternehmenskultur*. Weinheim: Beltz.

Haus, K.-M., Held, C., Kowalski, A., Krombholz, A., Nowak, M., Schneider, E., Strauß, G. & Wiedemann, M. (2020). *Praxisbuch Biofeedback und Neurofeedback* (3. Aufl.). Berlin: Springer.

Heeser, A. (2020a). Pflege 2020: Auf ein Wort. *Kma Klinik Management aktuell*, 2020 (5), 21-23.

Heeser, A. (2020b). Intensivpflege: Die Belastung steigt. *Kma Klinik Management aktuell, 2020* (12), 23-25.

Heeser, A. (2020c). Mitarbeitergesundheit: Helden ohne Schutzschild. *Kma Klinik Management aktuell, 2020* (7-8), 48-49.

Heinrichs, M., Stächele, T. & Domes, G. (2015). *Stress und Stressbewältigung*. Göttingen: Hogrefe.

Hildebrandt, S., Marschall, J., Nolting, H.-D., Sydow, H. (2016). *Gesundheitsreport 2016*. Heidelberg: medhochzwei.

Hoff, A. (2014). Flexible betriebliche Arbeitszeitsysteme – Herausforderung für Führungskräfte. In L. von Rosenstiel, E. Regnet & M. E. Domsch (Hrsg*.), Führung von Mitarbeitern – Handbuch für erfolgreiches Personalmanagement* (7.Aufl., S. 726-736). Stuttgart: Schäffer-Poeschel.

Jöllenbeck, M. (2019). Psychische Gesundheit im Fokus. In P. Angerer, H. Gündel, S. Brandenburg, S. Nienhaus, L. Letzel & D. Nowak (Hrsg.), *Arbeiten im Gesundheitswesen: Psychosoziale Arbeitsbedingungen – Gesundheit der Beschäftigten – Qualität der Patientenversorgung* (S.179-191). Landsberg am Lech: ecomed MEDIZIN.

Joiko, K., Schmauder, M. & Wolff, G. (2010). *Psychische Belastung und Bean-spruchung im Berufsleben – Erkennen – Gestalten* (5.Aufl.). Dortmund: DruckVerlag Kettler.

Karagiannidis, C., Hermes, C., Ochmann, T., Kluge, S., Hooven, T. van den & Janssens, U. (2020). Intensivpflege: Drohende Personalausfälle. *Deutsches Ärzteblatt, 2020* (46), 2227.

Kirchler, E., Pitters, J. & Kastlunger, B. (2020). *Psychologie in Zeiten der Krise – Eine wirtschaftspsychologische Analyse der Coronavirus-Pandemie.* Wiesbaden: Springer.

Kramer, V., Papazova, I., Thoma, A., Kunz, M., Falkai, P., Schneider-Axmann, T., Hierundar, A., Wagner, E. & Hasan, A. (2020). *Subjective burden and perspectives of German healthcare workers during the COVID-19 pandemic.* Verfügbar unter: https://pubmed.ncbi.nlm.nih.gov/32815019/ [27.12.2020].

Küch, D. & Dixhoorn, J. van (2020). Entspannungsverfahren. In J. Bengel & O. Mittag (Hrsg.), *Psychologie in der medizinischen Rehabilitation – Somatopsychologie und Verhaltensmedizin* (2. Aufl., S. 197-208). Berlin: Springer.

Kuhn, D. (2019). *Resilienz am Arbeitsplatz* (2. Aufl.). Frankfurt am Main: Mabuse-Verlag.

Lang, U. (2019). *Resilienz – Ressourcen stärken, psychisches Wohlbefinden steigern.* Stuttgart: Kohlhammer.

Laschet, H. (2020a, 22.Juli). Gesunde Arbeit? – Nicht in Medizin und Pflege. *Ärzte Zeitung,* S.2.

Laschet, H. (2020b, 17. November). „Nur gesunde Ärzte sind gute Ärzte". *Ärzte Zeitung,* o.S..

Lienhart, A. (2020). *Respekt! Wie Wertschätzung im Job gelingt.* Freiburg: Haufe.

Liu, S., Yang, L., Zhang, C., Xiang, Y.-T., Liu, Z., Hu, S. & Zhang, B. (2020). *Online mental health services in China during the COVID-19 outbreak.* Verfügbar unter: http://www.thelancet.com/journals/lanpsy/article/PIIS2215-0366(20)30077-8/fulltext [23.01.2021].

Lüngen, S. & Schneider, J. (2018). *ManagementMaster – Erfolgsfaktoren für gelingende Führung.* Freiburg: Haufe.

Lummer, C. (2018). *Teamleitung in der Pflege: „Wir statt ich": Führen Sie mit Vertrauen, Loyalität und Wertschätzung.* Hannover: Schlütersche.

Massini, G. (2019). *Klarheit und Wertschätzung in der Führung – Ein Leitfaden für Vorgesetzte und Führungskräfte in Unternehmen und Organisationen.* Wiesbaden: Springer Gabler.

McAllister, M. & Lowe, J. B. (2019). *Resilienz und Resilienzförderung bei Pflegenden und Patienten: Widerstandsfähiger werden trotz widriger Umstände* (2. Aufl.). Bern: Hogrefe.

Mentzel, W. (2018). *Personalentwicklung – Erfolgreich motivieren, fördern und weiterbilden* (5. Aufl.). München: dtv.

Meyer, M. (2020, 29. April). „Der psychologische Druck ist enorm". *Ärzte Zeitung,* S.4.

Michalsen, A. & Hillert, A. (2018). Stressreduktion und Burn-out-Prophylaxe. In S. Kluge, G. Marx, U. Janssens & K. Zacharowski (Hrsg.), *Management in der Intensivmedizin – Führung, Organisation, Planung und Steuerung* (S.183-188). Berlin: MWV.

Molnar, M. (2018). *Gefährdungsbeurteilung psychischer Belastung – aus der Praxis für die Praxis – Fahrpläne, Stolpersteine und Erfolgsfaktoren.* Kröning: Asanger Verlag.

Müller, T. (2020, 17. Dezember). Ärzte profitieren nur kurzfristig von einem Resilienztraining. *Ärzte Zeitung,* S.22.

Neuner, R. (2016). *Psychische Gesundheit bei der Arbeit – Betriebliches Gesundheitsmanagement und Gefährdungsbeurteilung psychischer Belastung* (2. Aufl.). Wiesbaden: Springer.

Ney, R. (2020, 18. November). Wenn Kollegen unter Dauerstrom stehen. *Ärzte Zeitung,* S.10.

o.V. (2020a). COVID-19 belastet die Psyche des medizinischen Personals. *Geriatrie-Report, 2020* (2), 11.

o.V. (2020b). DIVI-Empfehlungen zur psychologischen Versorgung für Ärzte und Pflegekräfte. *Das Krankenhaus, 2020* (5), 437.

Palsherrn, I. (2020). Triage und COVID-19. *GesundheitsRecht, 2020* (9), 545-551.

Pastoors, S. (2018a). Werteorientierte Führung. In J. H. Becker, H. Ebert & S. Pastoors (Hrsg.), *Praxishandbuch berufliche Schlüsselkompetenzen – 50 Handlungskompetenzen für Ausbildung, Studium und Beruf* (S. 149-155). Berlin: Springer.

Pastoors, S. (2018b). Kreativität. In J. H. Becker, H. Ebert & S. Pastoors (Hrsg.), *Praxishandbuch berufliche Schlüsselkompetenzen – 50 Handlungskompetenzen für Ausbildung, Studium und Beruf* (S. 81-88). Berlin: Springer.

Pastoors, S. (2018c). Lernkompetenz. In J. H. Becker, H. Ebert & S. Pastoors (Hrsg.), *Praxishandbuch berufliche Schlüsselkompetenzen – 50 Handlungskompetenzen für Ausbildung, Studium und Beruf* (S. 103-111). Berlin: Springer.

Pastoors, S. (2019). Einleitung. In S. Pastoors, J. H. Becker & M. Auge (Hrsg.), *Praxishandbuch werteorientierte Führung – Kompetenzen erfolgreicher Führungskräfte im 21. Jahrhundert* (S.1-11). Berlin: Springer.

Peck, A., Sandrock, S. & Stowasser, S. (2018). Herausforderung im Betrieblichen Gesundheitsmanagement – Viele Beschäftigte erreichen. In M. A. Pfannstiel & H. Mehlich (Hrsg.), *BGM – Ein Erfolgsfaktor für Unternehmen – Lösungen, Beispiele, Handlungsanleitungen* (S. 787-801). Wiesbaden: Springer Gabler.

Rabenbauer, T. (2017). *Führungsprinzip Wertschätzung – Mitarbeiter begeistern, motivieren und binden*. München: Hanser.

Rajhans, P., Deb, K. S., Chadda, R. K. (2020). COVID-19 Pandemic and the Mental Health of Health Care Workers: Awareness to Action. *Annals of the National Academy of Medical Sciences, 2020* (3), 171-176.

Regnet, E. (2014a). Der Weg in die Zukunft – Anforderungen an die Führungskraft. In L. van Rosenstiel, E. Regnet & M. E. Domsch (Hrsg.), *Führung von Mitarbeitern – Handbuch für erfolgreiches Personalmanagement* (7. Aufl., S.29-45). Stuttgart: Schäfer-Poeschel Verlag.

Regnet, E. (2014b). Kommunikation als Führungsaufgabe. In L. van Rosenstiel, E. Regnet & M. E. Domsch (Hrsg.), *Führung von Mitarbeitern – Handbuch für erfolgreiches Personalmanagement* (7. Aufl., S.213-222). Stuttgart: Schäfer-Poeschel Verlag.

Reif, J., Spieß, E. & Stadler, P. (2018). *Effektiver Umgang mit Stress – Gesundheitsmanagement im Beruf*. Berlin: Springer.

Rheindorf, J., Blöcker, J., Himmel, C. & Trost, A. (2020). Wie erleben Pflegefachpersonen die Corona-Pandemie?. *Pflegezeitschrift, 2020* (8), 50-53.

Rixgens, P. (2018). *Führungsstil und Leistungseffektivität im Krankenhaus: Eine Studie zum Führungsverhalten von Pflegekräften und Ärzten.* Wiesbaden: Springer Gabler.

Rohmert, W. & Rutenfranz, J. (1975). *Arbeitswissenschaftliche Beurteilung der Belastung und Beanspruchung an unterschiedlichen industriellen Arbeitsplätzen.* Bonn: Der Bundesminister für Arbeit und Sozialordnung.

Rohwer, E., Mojtahedzadeh, N., Harth, V. & Mache, S. (2020). Stressoren, Stresserleben und Stressfolgen von Pflegekräften im ambulanten und stationären Setting in Deutschland. *Zentralblatt für Arbeitsmedizin, Arbeitsschutz und Ergonomie, 2020* (71), 38-43.

Scharnhorst, J. (2019). *Psychische Belastungen am Arbeitsplatz vermeiden – Burnoutprävention und Förderung von Resilienz in Unternehmen.* Freiburg: Haufe.

Scherbaum, M. (2019). *Gesundheit für alle – Revolution der betrieblichen Gesundheitsversorgung.* Wiesbaden: Springer Gabler.

Schneider, G. (2018). *Arbeitsbedingte psychische Belastung - Eine grundlegende Einführung.* Berlin: Erich Schmidt Verlag.

Schön, W. & Hahnzog, S. (2016). Gefährdungsbeurteilung psychischer Belastungen am Arbeitsplatz Klinik. *Das Krankenhaus, 2016* (11), 968-974.

Schreyögg, J. (2017). Kundenmanagement im Gesundheitswesen – Einführung und methodische Grundlagen. In R. Busse, J. Schreyögg & T. Stargardt (Hrsg.), *Management im Gesundheitswesen – Das Lehrbuch für Studium und Praxis* (4. Aufl., S.177-179). Berlin: Springer.

Seifried-Dübon, S., Stuber, S., Schnalzer, S., Rieger, M. A., Zipfel, S. & Junne, F. (2019). Stresspräventive Führung im Gesundheitswesen: Evidenzbasierte Führungsmodelle und Relationale Führungskompetenz. In P. Angerer, H. Gündel, S. Brandenburg, S. Nienhaus, L. Letzel & D. Nowak (Hrsg.), *Arbeiten im Gesundheitswesen: Psychosoziale Arbeitsbedingungen – Gesundheit der Beschäftigten – Qualität der Patientenversorgung* (S.253-273). Landsberg am Lech: ecomed MEDIZIN.

Seitz, A. (2020). *Durch die Krise führen – Die transformative Kraft einer Pandemie.* Wiesbaden: Springer.

Sohn, D. & Au, M. (2017). *Führung und Betriebliches Gesundheitsmanagement.* Berlin: Erich Schmidt Verlag.

Soucek, R., Ziegler, M., Schlett, C. & Pauls, N. (2016). Resilienz im Arbeitsleben – Eine inhaltliche Differenzierung von Resilienz auf den Ebenen von Individuen, Teams und Organisationen. *Gruppe. Interaktion. Organisation. Zeitschrift für Angewandte Organisationspsychologie (GIO), 2020* (47), 131-137.

Spielberg, P. (2020). Psychosoziale Versorgung von Gesundheitsfachkräften: Niedrigschwelliges Angebot hilft. *Deutsches Ärzteblatt, 2020* (33-34), 1574.

Taylor, S. (2020). *Die Pandemie als psychologische Herausforderung: Ansätze für ein psychosoziales Krisenmanagement.* Gießen: Psychosozial-Verlag.

Techniker Krankenkasse (2016). *Entspann Dich, Deutschland – TK Stressstudie.* Verfügbar unter: https://www.tk.de/resource/blob/2026630/ 9154e4c71766c410dc859916aa798217/tk-stressstudie-2016-data.pdf [15.12.2020].

Thommen, J.-P., Achleitner, A.-K., Gilbert, D. U., Hachmeister, D. & Kaiser, G. (2020). *Allgemeine Betriebswirtschaftslehre: Umfassende Einführung aus managementorientierter Sicht* (9. Aufl.). Wiesbaden: Springer Gabler.

Uhle, T. & Treier, M. (2019). *Betriebliches Gesundheitsmanagement: Gesundheitsförderung in der Arbeitswelt – Mitarbeiter einbinden, Prozesse gestalten, Erfolge messen* (4. Aufl.). Wiesbaden: Springer.

Vaupel, C., Adler, M., Wendeler, D. & Nienhaus, A. (2019). Wie kann die Einführung von psychosozialer Unterstützung durch kollegiale Erstbetreuung in Gesundheitsdienst und Wohlfahrtspflege gelingen?. In P. Angerer, H. Gündel, S. Brandenburg, S. Nienhaus, L. Letzel & D. Nowak (Hrsg.), *Arbeiten im Gesundheitswesen: Psychosoziale Arbeitsbedingungen – Gesundheit der Beschäftigten – Qualität der Patientenversorgung* (S.200-208). Landsberg am Lech: ecomed MEDIZIN.

Vieweg, R. (2018). Stressmanagement und psychische Gesundheit: Das gesunde Unternehmen – Luxus oder gelebtes Leitbild?. In P. Bechtel, D. Friedrich & A. Kerres (Hrsg.), *Mitarbeitermotivation ist lernbar – Mitarbeiter in Gesundheitseinrichtungen motivieren, führen, coachen* (2. Aufl., S.195-210). Berlin: Springer.

Vincent-Höper, S., Stein, M., Gregersen, S. & Nienhaus, A. (2019). Die Führungskraft als Risikofaktor. In P. Angerer, H. Gündel, S. Brandenburg, S. Nienhaus, L. Letzel & D. Nowak (Hrsg.), *Arbeiten im Gesundheitswesen: Psychosoziale Arbeitsbedingungen – Gesundheit der Beschäftigten – Qualität der Patientenversorgung* (S.232-242). Landsberg am Lech: ecomed MEDIZIN.

Weigand, W. (2019). Der kritische Beitrag der Supervision zur Förderung betrieblicher Gesundheit. In E.-C. Reinfelder, R. Jahn & S. Gingelmaier (Hrsg.), *Supervision und psychische Gesundheit – Reflexive Interventionen und Weiterentwicklungen des betrieblichen Gesundheitsmanagements* (S. 81-92). Wiesbaden: Springer.

Werner, C. (2018). BGM leicht und einfach? Ein Überblick. In M. A. Pfannstiel & H. Mehlich (Hrsg.), *BGM – Ein Erfolgsfaktor für Unternehmen – Lösungen, Beispiele, Handlungsanleitungen* (S. 545-557). Wiesbaden: Springer Gabler.

Westerfellhaus, A. (2016). Anforderungen an leitende Pflegekräfte im Krankenhaus. In J. Düllingshaus, H.-F. Weiser & A. Westerfellhaus (Hrsg.), *Fokus Führung – Was leitende Klinikmitarbeiter wissen sollten* (S.149-155). Berlin: Medizinisch Wissenschaftliche Verlagsgesellschaft.

Widmaier, S. (2019). Ganzheitliches Betriebliches Gesundheitsmanagement. *Das Krankenhaus, 2020* (1), 25-28.

Wittmann, L., Hampel, P. & Groen, G. (2019). *Gesund bleiben im Beruf – Psychotherapeutische Interventionen bei Arbeitsbelastungen*. Tübingen: dgvt-Verlag.

Zergiebel, D., Burckhardt, M . & Boche, R. (2020). Wichtige Entscheidungshilfen für die Pflegepraxis. *Intensiv, 2020* (2), 88-100.